A MM. LES BAIGNEURS, MÉDECINS, MALADES, GENS DU MONDE

CHOIX D'UNE EAU MINÉRALE EN BOISSON.

—

HISTOIRE & DOCUMENTS INÉDITS

SUR LES EAUX

DE St-PARDOUX

Relatifs à la médecine des Eaux minérales du Bourbonnais
au XVIe siècle,

d'après les travaux des historiens et savants

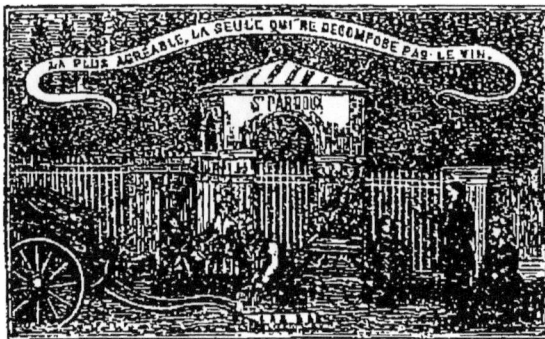

LA PLUS AGRÉABLE, LA SEULE QUI NE DÉCOMPOSE PAS LE VIN.

MOULINS

IMPRIMERIE DE C. DESROSIERS

MDCCCLXVII

UTILITÉ DES EAUX DE SAINT-PARDOUX.

———

Cette excellente eau minérale, ferrugineuse, acidulée gazeuse, que Nicolaï, en 1567, nommait la fontaine vineuse, à laquelle il attribue la propriété de rajeunir et de conserver la santé, possède le double mérite d'offrir, mélangée au vin, sans le décomposer, une boisson des plus agréables, et d'être, aux yeux de tous les médecins, éminemment utile, dans tous les cas où sont prescrits les ferrugineux, où le sang est appauvri, comme les pâles couleurs, les convalescences, les fièvres lentes, les engorgements du foie et de la rate ; dans l'hydropisie, la scrofule, les digestions lentes et pénibles, les rétentions d'urines, etc.

———

DÉPOT DES EAUX DE SAINT-PARDOUX.

21 , *Boulevard Montmartre, à Paris.*

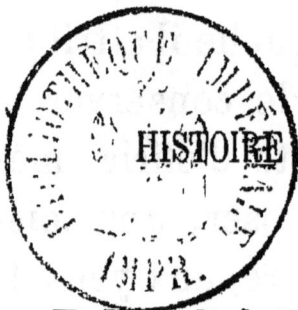

HISTOIRE ET DOCUMENTS INÉDITS

SUR LES EAUX

DE SAINT-PARDOUX

FERRUGINEUSE GAZEUSE

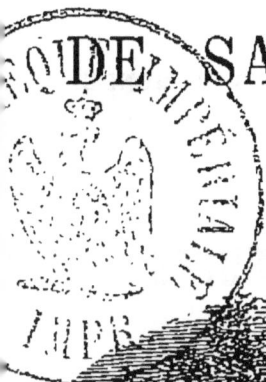

DE SAINT - PARDOUX

(Propriété de l'Etat.)

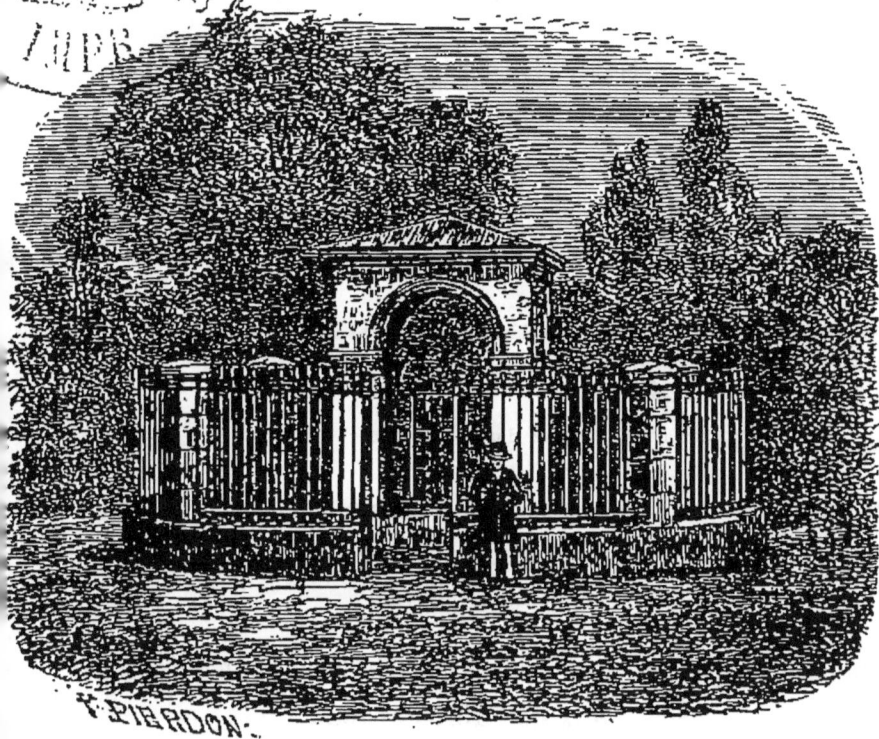

F. PIERDON

Dépôt des Eaux de St-Pardoux, 21, boulevard
Montmartre à Paris.

—

TARIF

XÉ PAR LE MINISTRE DE L'AGRICULTURE, DU COMMERCE ET

DES TRAVAUX PUBLICS.

50 centimes la bouteille prise à La Source.

A MM LES BAIGNEURS, MÉDECINS, MALADES, GENS DU MONDE.
CHOIX D'UNE EAU MINÉRALE EN BOISSON.

HISTOIRE & DOCUMENTS INÉDITS

SUR LES EAUX

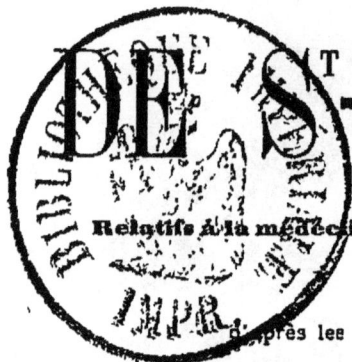

DE St-PARDOUX

**Relatifs à la médecine des Eaux minérales du Bourbonnais
au XVIe siècle,**

d'après les travaux des historiens et savants

Nicolas de Nicolaï, Pierre Perreau, Jean Banc, Faye père et fils,

DE 1567 A 1774

Recueillis jusqu'à ce jour par M. BERGER, concessionnaire
des Eaux de Saint-Pardoux.

MOULINS

IMPRIMERIE DE C. DESROSIERS

MDCCCLXVII

INTRODUCTION

Nous ne sommes que les faibles imitateurs des anciens, qui, depuis longtemps, avaient connu l'usage des eaux minérales ; les Romains, ces grands maîtres, y ont laissé de précieux monuments qui nous étonnent. Devant cet exemple, notre siècle a favorisé la vogue dont ces eaux se sont emparées ; avec raison, on les a de mieux en mieux étudiées. La faveur est acquise au traitement hydro-minéral ; médecins et malades demandent à cet agent thérapeutique un secours qui ne lui fait pas défaut.

Je soumets à votre appréciation, lecteur, des documents qui, après trois siècles d'oubli, reparaîtront sous un jour tout nouveau, grâce à la publication de travaux qui assurément n'étaient pas destinés à l'impression.

J'espère vous être agréable en publiant pour la première fois ces curieux détails inédits des hommes remarquables du Bourbonnais, nos compatriotes ; recueil qui a bien son enseignement au sujet de la modeste et humble fontaine de St-Pardoux. Cette propriété de l'Etat, déclarée utile à la santé publique, longtemps ignorée, n'a fait parler d'elle que par les ruisseaux d'alentour.

Relatant les manuscrits de plusieurs auteurs, qui par leurs révélations inattendues paraissent faire sensation dans le monde des eaux, je m'efforcerai par des moyens dignes, honorabilités dans les rapports, vérité dans les écrits, de servir tout à la fois public, médecins et malades, et mériter la confiance de ces juges.

Notice sur Nicolas de Nicolaï.

Nicolas de Nicolaï, originaire du Dauphiné, historien, voyageur-géographe, obtint à la Cour, par ses talents et son habileté, une position considérable. Il fut chargé, par les rois Henri II et Charles IX, de plusieurs missions diplomatiques dans diverses contrées. Il consacra seize années de sa vie, de 1544 à 1560, à visiter successivement le nord et le midi de l'Europe, et toute la partie septentrionale de l'Afrique.

Quelque temps après le retour en France de Nicolaï, la princesse Catherine de Médicis lui donna un logement dans le château de Moulins, en le chargeant d'écrire pour son usage personnel la description topographique de plusieurs provinces de France, entre autres la description des pays et duchés de Berry, 1567, et celle du Bourbonnais. Ces ouvrages, écrits par ce savant géographe exclusivement pour cette Médicis, à qui ils sont dédiés, présentent un véritable intérêt historique.

Nicolaï est le plus ancien statisticien qui ait parlé des eaux-minérales du Bourbonnais. C'est de son manuscrit, qui se trouve à la Bibliothèque mazarine, orné de gravures enluminées représentant les puits de Bourbon, de Néris, de Vichy et le portrait de la fontaine de Saint-Pardoux, que nous extrayons ce qui suit :

LES BAINS CHAUDS DU BOURBONNAIS

BOURBON-LANCY, BOURBON-L'ARCHAMBAULT, NÉRIS, SAINT-PARDOUX, VICHY.

De la fontaine Saint-Pardoux
eu fontaine vineuse.
1567.

Dans les districts de la susdicte Chastellenie de Bourbon, en la paroisse de Theneulhe, près

le chasteau du Bouys, appartenant au baron du
Riau, sur le grand chemyn tendant dudict
Bourbon à la ville de Creilly, en vne vallée, païs
fertille en bledz, soigles et nourriture de bestail
parce qu'il est montueux et plain de forest et
taillys, y a vn petit temple dédié à sainct Pardoux et quelques ruines d'anciennes maisons ;
et vne seulle qui est la taverne, auquel lieu la
terre est asses rouge et boueuse et bonne à faire
bricque et autres telz ouvraiges. Sur le mesme
chemin, environ six toises de distance du temple, y a vne fontaine, tenant forme longue et
quarrée, qui a cinq piedz de Roy de long, deux
piedz de large, et cinq piedz et demy de profondeur, estant couverte de thuille, la couverture
soustenue sur quatre pousteaux de bois ; l'eau
de laquelle fontaine venant des sources de terre
sort tant impétueusement qu'il semble qu'elle
soit incessamment bouillante, combien qu'au
toucher elle soit fort froide. Les habitants du
païs l'appellent la fontaine sainct Pardoux, ou
fontaine vineuse, et ce, à cause qu'elle a vne
acidité, en son goust, tirant vn peu sur le goust
de vin picquant, au bien pour autant que la
terre qui est toute rouge faict paraistre l'eau
comme vin clairet, un peu lousche, dans la fon-

taine, encores qu'elle soit de son naturel claire-
comme eau de roche, ainsy qu'il se peut voir à
l'œul la mettant dans vn verre.

Ladicte eau, beue ainsy qu'affirment ceux du
païs, a plusieurs grandes vertus et propriétés,
mesmement contre le venyn, l'hydropisie et la
fievre ; et estant la allé esprès, faisant mon cours
et visitation pour le Bourbonnois, pour voir
à l'œil les merveilles d'icelle fontaine, ayant
appelle quelques voisins et le tavernier et les
ayant diligemment interrogés des vertus et nature d'icelle, après l'avoir très bien considéré,
sonde et mesme je m'en feiz mettre dans un
verre bien nect pour en gouster, lui trouvay un
goust acide et picquant, et ron par trop désa-
gréable au boyre, me rendant incontinent par
sa vertu un grand et doux échauffement en l'estomac ; ce qui me donna envie d'en boyre davantage, parce qu'au précédant j'avais esté par
cinq ou six jours sy mal disposé d'un morfonde-
ment et d'une fievre lente qu'a peine me pou-
vais-je soustenir à cheval ; et n'en eu plus toust
beu un bon verre, qu'en un instant, je me sentis
du tout délivré de ma maladie et remis en ma
santé pristine.

Sur le mesme chemyn, et es environ, y a plusieurs autres sources bouillonnantes de telles eaus et fontaines, mais non que la terre y soit rouge, ains y est blanche et argileuse. Les habitans circonvoisins et ceux de ladicte taverne n'usent point d'autre eau que d'icelle fontaine soit à faire bouillir leur chair et potaige, a pestrir leur pain, et en leur breuvage.

Il est sur que si on met de cette eau dans un verre de vin, il change incontinant de couleur et devient louche sans changer de gout-de manière que pour mieux découvrir les secrets que la nature a mis dans cette fontaine et ayant discouru depuis avec des personnes tant rustiques que bourgeois, je n'en n'ait point trouvé qui m'ait plus contenté par de bonnes et naturelles raisons que Me Pierre Perreau, docteur en médecine très habile, natif de Moulins, lequel comme docte et curieux a recherché les causes et qualités les plus cachées d'icelle qu'il m'a libéralement communiqué pour insérer dans ce mémoire.

(Ces observations sont parfaitement vraies : Nicolaï fut chargé par Cátherine de Médicis de visiter, d'analyser et de décrire la vertu curative des eaux de Saint-Pardoux. Cette partie du travail de Nicolaï a été traitée avec une scrupuleuse exactitude, car elle avait une destination royale).

———

Discours de M. Perreau, médecin, sur ladicte fontaine de St-Pardoux.

Comme en toute chose il faut rechercher et démontrer les deux principaux sens, le sens et la raison qui nous font cognoitre les causes par démonstrations, il est besoin pour le sens de rechercher ce que c'est que l'eau de cette fontaine appelée Saint-Pardoux, les causes et les effets, pourquoy cette eau est claire, froide au toucher, au gout fort acide et salée laissant à la bouche une grandre astriction et une odeur assez fâcheuse ; l'ayant fait distiler plusieurs fois et rechercher au sédiment qui y est demeuré au fond de l'alambic j'ai trouvé de l'alun et du sel nitre, la quantité correspondante à celle de l'eau même ; si vous faites sécher au soleil de longue main la boue et le lut qui se trouve au fond de la fontaine vous verrez en partie l'alun par petites pièces et en partie le sel nitre séparé l'un de l'autre ; mais parce que l'alun y est en plus grande quantité il se voit plus aisément, car qui ne le cherchera diligement, il ne pourra séparer le nitre. — Étant au château du Bouis qui est tout auprès, je fus curieux, de prendre le lut et le faire cuire pour voir si j'en pouvais tirer l'alun, ainsi que décrit Mathiole sur les commentaires de Dioscoride au livre 5 en la manière qu'il le tire et fait aux mines d'alun qui sont auprès de Rome en la Tolfa et aussi si je pouvais tirer le sel nitre de la même manière que les poudriers tirent le salpètre en cuisant la dite eau et boue ; et après l'avoir fait cuire et recuire plusieurs fois, j'ai trouvé quelques parties de vrai alun, de roche et aussi de sel nitre, ce qui pourra aisément se faire par ceux-qui en voudront prendre la peine ; mais parce que je n'avais ni le temps ni le moyen, ni les instruments propres à cela, je n'en fis grande quantité, cependant au fond du lut il y avait assez grande quantité de sel nitre, dont il est aisé que cette eau est astringente salée et déséchante car Dioscoride au livre Ve des plantes écrit tout espèce d'alun être restringente, c'est pour cela que les Grecs l'ont appelé *stipteria* qui signifie en français astreingent. Examinant donc les propriétés de l'alun, on trouvera qu'il est chaud au troisième degré et assez desséchant toutes sortes d'ulcères et

aussi astrigent. Je ne décrirai point ici toutes les
espèces d'alun, renvoyant le lecteur à Dioscoride, Pline et Galien ; je dirai seulement que
l'eau de ladite fontaine passant par les entrailles
de la terre qui sont alumineuses elles rapportent
par cela la vertu astringente et comme il y a
aussi quantité de nitre l'eau est salée et nitreuse ;
quant au vrai nitre du temps passé, on le tirait
des mines de terre, et dans les ulcères et caver-
nes de la terre les eaux sont salées et nitreuses.
Le nitre est une espèce de sel fort léger incarnat
ou blanc et qui est troué comme une éponge ;
le nitre est chaud au commencement du tiers de
degré, sec sur la fin du même degré, salé en
toutes ses parties, il nettoie et suscite les humeurs grasses et purge par les vomissements ;
le phlègme cru et celui qui est fort adhérent aux
membres intérieurs ; c'est pourquoi les médecins
les ordonnent pour les coliques tant venteuses
que phlegmatiques et davantage a la propriété
de faire mourir les vers, et sert de remède contre
beaucoup de poisons, et parce que la terre au-
tour et dans la fontaine est toute rouge qui est
une espèce de *rubrica fabrilis* décrite par Dioscoride, qui est de sa nature dessicative et astringente ressemblant le bole armenii duquel les

chirurgiens se servent pour étancher le sang et rejoindre les os rompus. Nous dirons donc que cette eau de Saint-Pardoux est composée de trois natures, savoir : du Rubrica, d'Alun et du sel de nitre, car passant par la terre qui est rouge et espèce de Rubrica dans les entrailles de la quelle il y a de l'alum et du sel de nitre, elle prend les qualités de la terre rouge, alun et nitre lesquels mêlés ensemble donnent une autre qualité à la dite eau qui devient par ce moyen propre à beaucoup d'effets et de grandes vertus comme on verra ci-après.

Propriétés et effets de la fontaine de St-Pardoux.

Toutes les choses susdites nous font conclure que l'eau de ladite fontaine est dessécative car Dioscoride nous le prouve clairement et aussi astreingente, prise par la bouche elle lache et purge le ventre, corrobore le ventricule faisant l'opération de la rhubarbe, prenant cette vertu et faculté de la rhubarbe qui est fort laxative qui purge même les humeurs grosses et les flegmes qui sont aux parties profondes et intérieures du corps et ce tant par le vomissement que par le bas qui donne occasion à beaucoup

de malades de mauvaise habitude et d'hydropisie qui viennent en ce lieu pour se guérir ; ils en
boivent pendant neuf jours, faisant quelque
cérémonie au temple de Saint-Pardoux la plupart desquels se sont trouvé guéris ; la raison est
que, ladite eau est fort dessécative et chaude ce
qui est requis pour la guérison desdites maladies
qui ne proviennent que de froide complexion de
foye, lequel ne peut convertir le chil en sang,
en acquosité et parce que ladite eau étant bue
lâche le ventre inférieur et corrobore le ventricule, ou se fait la première digestion des viandes ;
il faut croire qu'elle amendra grandement à la
2ᵉ digestion qui se fait au foye qui est trop refroi-
die mais qui s'échauffera par la vertu de cette
eau qui de son naturel est sèche et chaude et fortifiera la vertu sanguinative du foie ; ainsi la raison et l'expérience nous démontre l'usage d'i-
celle eau être propre à la guérison des hydropisies. Je ne veux m'amuser à croire qu'elle soit
ainsi parce que la plupart de ceux qui vont boire
de ladite eau même des pauvres en meurent, la
raison en est notoire parce que en buvant si im-
modérément il faut qu'ils crèvent endurcis de
façon qu'il faut qu'ils soient serrés comme disent
les médecins, il est impossible qu'ils soient guéris

joint quand tous les remèdes d'Esculape seraient
proprement ordonnés et exécutés ; mais il fau-
drait que ceux qui vont à la fontaine pour boire
se gouvernassent par docte et heureux médecin et qu'ils n'eussent point de squierrhe au foie
et bussent de l'eau par certaine quantité : la raison et l'expérience nous rendent assez doctes
pour nous promettre leur guérison ; les paysans,
quand ils sont malades de fièvres intermittentes,
ils en boivent, chose assez mauvaise, car cette
eau est dessécative et astringente, qui n'est pas
bon pour les fièvres d'autant qu'étant astringen-
tes, elles constipent de telle façon les conduits
de notre corps qu'elle engendre une fièvre continue, ce qui est arrivé, plusieurs fois ; toutefois
si elle est bonne c'est à raison qu'elle est laxative.
Un bain fait de l'eau de cette fontaine est propre pour les femmes qui sortent de couche, et
ce pour corroborer la matrice et la nettoyer s'il
y est demeuré quelques portion de sang et de
l'arrière fait, la resserre et rend étroite, fait la
peau du ventre tendue, endurcie les tetons et
rend toutes les parties du corps fermes et solides ; si une femme se baigne, en boit pendant
trenté matins étant conduite ainsi qu'il est requis elle se trouvera rajeunie de la moitié et.

concevra plus aisément ; si pareillement un malade de goutte s'y baigne plusieurs fois après les
douleurs passées et qu'il n'y ait plus d'humeurs
aux jointures, la vertu exécative de l'eau dessé-
chera tellement les humeurs et l'astriction
qu'elle corroborera et fortifiera les membres, et
ensuite difficilement n'aura ni fluxion ni goutte.
Or qui voudrait au long écrire toutes les facultés et effets de ladite eau il faudroit un livre
entier. Ainsy, elle est propre contre les poisons
et venins, de manière que sy vous prenés un
crapaud ou une grenouille et le jetés dedans,
vous trouverés qu'il mourra, s'il demeure seul-
lement un quart d'heure dans ladicte fontaine,
ou bien, sy vous l'y laissés moings, elle sera s'y
estourdie, qu'elle ne reviendra d'une heure
après. Et cela ay je expérimenté par plusieurs
foys et croy que le mesme adviendroit si on jec-
tait dedans quelques serpens ou vipères. Car les
chenilles et buprestes meurent estant mises dans
ladicte eau : le sel nitré donne ceste vertu, car
prins en bruvaige, avec eau et vinaigre, il donne
secours au venin des champignons ; prins avec
eau seulle il est bon aux morsures, et pointures
suprestes ; et buvant avec un peu de benjoin,
il sert à ceux qui auront beu sang de thoreau.

L'alum et le ombrica ont quasy toutes telles vertus dont ladicte eau faict ses effectz, laquelle est du surplus utile à plusieurs autres choses ; remectant le tout aux doctes médecins qui ont escript des vertus et facultés des eaux naturelles.

Pour copie conforme à l'original :

Moulins, le 16 avril 1867.

Le Bibliothécaire-Archiviste de Moulins.

CONNY.

La singulière vertu de la fontaine de Saint-Pardoux,

PAR Mᵉ PIERRE PERREAU, DOCTEUR EN MÉDECINE, DEMEURANT A MOULINS.

Spiritus Domini per aquas.

1600.

AŪ LECTEUR BÉNÉVOLE.

Amy lecteur, dautant que Dieu le créateur par son immense bonté, a créé au pays de Bourbonnois, vne grande quantité d'eaues minérales et medicales tant chaudes que froides : plus qu'en autre region de la France, par la vertu desquelles, les malades peuvent recouuvrer leur première santé, en bien vsant d'icelles, et que plusieurs temerairement sans advis et conseils des Doctes Medecins: se transportent esdites eaux pour en vser, et qu'ils n'en rapportent en leur maison autre fruict, sinon vne nouuelle maladie et bien souuent pire que la première : car en lieu d'en vser, ils en ont abusé, c'est pourquoy j'ay mis par escrit en langage vulgaire, pour l'utilité du public, les vertus et facultez singulière, d'une seule fontaine acide nommée de Sainct-Pardous, où l'on pourra se conduire et guider aux autres eaues de semblable vertu et faculté. Attendant que quelque docte personnage escrira des bains et autres fontaines dudit pays, et la manière d'en vser. Je te prie de prendre en bonne part ce petit discours, attendant quelque chose d'auantage, et à Dieu.

Per aquas.

A ij

AVTORI CELEBERR. S.

Sic per aquas Æson iuuenilibus insitus annis
Phasidis agnouit Numen opemque manus.

Tu Medea tuis, quot Phryxca vellera præbcs,
Quol stygia Hippolytos et reuocabis aqua !

AV MESME AVTEVR

N'est-ce point ce qu'on dit fontaine Iouuence
Ces eaux de Saint-Pardous que tu nous fais gouter,
Ou que fils d'Apollon, tu sois né pour domter
Et le mal et la mort, diuin en ta science ?
Ce cristal, dont la nitre, et le mercure est l'âme,
Se sent plus animé du miel de tes discours :
Courage, on ne meurt plus : la mort n'a point de cours,
Puis qu'on tire des eaux, et la vie et la flame.

Vt per aquas.

—

SINGULIÈRE VERTU

DE LA

FONTAINE DE St - PARDOUS EN BOURBONNOIS.

CHAPITRE 1.

Le diun Hippocrate, Prince de Medecins, re-
cite en son Liure qu'il a intitulé, Des Aers, des
Lieux, et des Eaux, que qui veut exercer la médecine methodiquement, et faire ce qui appartient à l'art qu'il doit considérer en la région

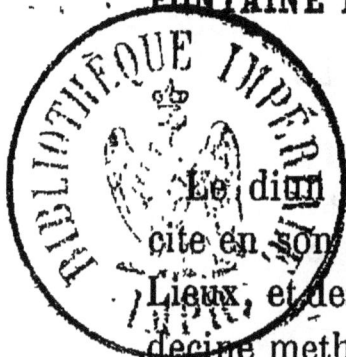

où il fait sa demeurance, ces trois choses, sca-
uoir, la situatiô de lieux, la constitutiô de
l'année, avec la varièté des temps, les vents fa-
miliers et peculiers, et lesquels regneront le
plus en icelle province. Puis doit recercher la
faculté des eaux, comme elle sont différentes de
goult, pesantes ou legeres ; les vnes estant dor-
mantes comme des estangs, les autres coulantes
comme des rivières. Toutes ces trois considéra-
tions doit donc recercher celui qui veut profiter
au public, et acquerir réputation et nom de
sçavant Medecin, et principalement des eaux :
car les vnes sont beaucoup plus excellentes que
les autres, tant pour la nourriture de l'homme,
que pour seruir de matière medecinale : car les
vnes sont salubres, les autres profitent grandement à la conseruation de la santé : d'autres il en
y a, lesquelles estans bien administrées servent
de recouurer la santé descheue. Et d'autant
qu'au pais de Bourbonnois il y a grande quantité d'eaux minerales et médecinales, tant chaudes, que froides, je vous representeray, par ce
petit discours la sigulière vertu d'vne seule fontaine acide, laquelle Dieu a créé audit país,
comme vn thresor singulier pour le recouure-
ment de la santé, et seruir de médecines à plu-

sieurs malades tant dudit païs, que d'autres prouinces. Et encores que je sçay bié que par cideuât on a escrit des eaux de Pougues, quasi des mesmes facultez, et nature, toutesfois bien différentes, tant de goust, que d'essence et vertu, pour les auoir fort souuent experimentées en leurs effects, et par l'extraction. Je reciteray briefuement la situation de ladite fontaine, les causes de son acidité, et les maladies ausquelles elle peuuent seruir et profiter : et enfin la manière d'en vser.

CHAPITRE II.

Av païs de Bourbonnois il y a vn Chastel fort, appellé le Bois, des appartenances anciennes de la maison du Riau, distant de la ville de Moulins, capitale dudit païs, de huict lieuës, et de Bourbon, l'Archimbault (où il y a grâde quantité d'eaux chaudes) de trois lieuës. Auprès dudit chastel, viron cinquante ou soixante pas, est vne fontaine faite de main d'homme, de figure quarrée plús lôque toutesfois sur un sens que l'autre, sçauoir sur l'vn d'vne toise et demie et sur l'autre d'une seule toise, couuerte sur quatre pilliers aux quatres angles, la cou-

uerture faite et de charpenterie et de mas-
sonnerie : elle est profonde quasi de deux toises.
De cette fontaine sort et jaillit grâde quantité
d'eau, fort acide, et piquante au goult, ressem-
blât estre rougeastre, pour le limon lequel est
rouge dans le goullerot, par lequel découle
ladite eau, encores qu'estant mise dans vn verre,
elle est claire et fort limpide, comme argent. Au
sentiment du nez elle a une senteur et vapeur,
non trop fascheuse, encores qu'elle soit de parties ténues et vaporeuses, comme il se peut ju-
ger par les continuels bouillons, lesquels font
jaillir l'eau prouenant du profond et source de
ladite fontaine, froide actuellement, et bouil-
lant incessamment, comme il se veoid à l'œuil.
Et d'autant qu'il y a ioignant vne chapelle à ladite fontaine, dédiée à Sainct-Pardous, elle est
nommée la fontaine de Sainct-Pardous, et le vil-
lage de mesme nom. Les habitants du lieu
l'appellent quelques fois la fontaine vineuse ;
parce quelle représente au goust du vin aigret,
elle est dite (peut-estre) de ce mot latin *Perdulcis*,
quod minimè fit dulcis, per, per antihrasim, vt
bellum quòd minime fit bellum, et lethum, quòd
minime fit lœtum.

CHAPITRE III.

La considération pour laquelle les eaux sont faites au goust, acides et piquantes, est fort noble. Car veritablement elles sont telles par la participation des mineraux aux entrailles de la terre, comme de l'alum, côme du sel, ou du nitre, ou du vitriol, ou de l'airain, ou du fer, d'où elles acquierent telles qualitez au goust, parce que la pluspart des mineraux, et principalement l'airain, et le vitriol sont d'eux mesmes acides et aigres. Theopraste au liure qu'il a escrit de l'Histoire des plantes, fait deux genres de goust acide. L'vn (ce dit-il) se fait par putrefaction, comme quand le vin se corrompt, il deuient acide et aigre, le lait se putréfiant deuient acide et aigre, le chyle dans l'estomach estât corrompu, s'aigrit. L'autre genre d'acidité est par indigestion, comme par exemple plusieurs fruicts non venus à maturité, sont aigres, les cerises, lés poires et pommes font fort aigres, non parfaitement meurs, non qu'ils soient corrompus, mais ils ne sont assez digerez par la nature. Dont voilà selon Theophraste, deux genres d'acidité, l'vn par putrefaction, l'autre par indigestion. Aristote au livre second des Méteores, en met vn

tiers, sçauoir par arcident, et dit que toutes les
eaux prennent un goust dans les entrailles de la
terre par commixtion du suc des mineraux où
elles passent. Par exemple qui mestera du vinaigre dans l'eau, la rendra aigrette, et fera ce que
les Medecins appellent oxycrat. Ce n'est chose
ni raison suffisante que les eaux soient accidentalement telles qu'elles sont ácides. Car il est
certain quil y a beaucoup d'eauës lesquelles dès
leur origine sont engendrées telles par des vapeurs de divers genre de metaux dans les entrailles de la terre, par lesquelles vapeurs elles
sont telles ou aigres, ou acides naturellement.
Vitruve parlant de la qualité des eaux acides, dit
Qu'il y a dans les entrailles de la terre vn suc des
mineraux naturellement ácide, lequel estant
incorporé auec les eaux, est cause de cette acidité mais c'est reunir à l'opinion d'Aristote, lequel dit les eaux estre telles par accident.
Pour parler à la vérité, nous disons que l'eau de
la fôtaine de Sainct-Pardous, laquelle se veoid
syncère, limpide clair comme argent, légère,
et ne différant des autres eaux potables, sinon de
l'aigreur qu'elle est telle, et de son propre temperament et naturellement aigre et dès son origine les eaux quand elles l'engendrent dans les

entrailles de la terre, de la vapeur de l'air,
elles sont pures et simples : mais passant
par les canaux de la terre, elles acquieret
nouuelle qualité par accident, tantost plus,
tantost moins. Mais si dans la matrice de
la terre il y a beaucoup de vapeurs des mineraux, où elles s'engendrent, elles participent
incontinent d'icelles vapeurs, et des sucs de la
matrice de la terre où elles sont engendrees or
quand elles sont engendrees des pures vapeurs
des mineraux dans les entrailles de la
terre, lesquelles vapeurs se convertissent en eau
de la nature et qualité est la vapeur : cette eau
est beaucoup plus medicamenteuse et plus forte
que d'autres eaux acides, lesquelles ne sont naturellement telles C'est pourquoi l'eau de nostre
fontaine de Sainct-Pardous estant engendre naturellement dans sa propre matrice des
vapeurs du seul vitriol, elle est rendue acide
par nature, et passant par les pores de la terre,
où il y a du rubrica fabrilis, qui est minière de
fer, et par de-là terre nitreure, qui est une
espèce de sel, elle acquiest accidentalement vne
qualité d'Aspérité, auec mordication à la langue,
comme de sel. La saueur ne s'esuauoint pas aisément, est argument suffisant qu'elle est telle

de sa propre nature, et engendrée du vitriol, et
aussi que vniformement est est tousiours acidé :
car l'airain et le vitrial sont les propres seminai-
res de l'acidité aux eaux principalement ; mais
le sperme de de l'aireins est le vitriol, et du fer
aussi. Le vitriol ou coupperole est un mineral,
on pur naturel, ou artificiel, picque la langue,
est aspre et astringeant au goust. Tous ceux
lesquels ont escrit des mineraux, ont creu qu'il
tient du sousfre, du fer, et de l'airain. Nous
voious le limon de nostre fontaine estre rouge, et
principalemet de couleur de rouilleure de fer.
Ainsi nous conclurons nostre eau de sa propre
nature estre vitriolée, et par accidêt participer
de la rubrique de fer, et du sel nitre.

CHAPITRE IV.

Faut maintenant considerer les qualitez de la
dite eau de Sainct-Pardous, pour faire les effects
qu'elle produit iournellement. Galien au premier livre des simples médicaments, dit ; que la
speciale et diuerse temperature se paroist aux
eaux acides : car l'aigreur consiste en frigidité,
auec quelque peu de chaleurs, tout ainsi comme
au vin lequel se fait et deuient aigre par putre-

faction, estant la chaleur du vin non du tout
esteinte, y demeurât quelque degré de ladite
chaleur au vinaigre, fait qu'il est composé, de
parties ténues et subtiles. Cela se iuge au goust
par la langue : car si vous prenez de l'eau de la
fontaine de Sainct-Pardous, elle mordique la
la langue, et laisse quelque chaleur, fant vn peu
enfler la dite langue, quasi commue qui diroit
fer menter, c'est eslever vn peu en tumeur
par ledit degré de chaleur, lequel s'esuanouit
et evapore tout incontinêt. Dont notre eau est
composée de qualitez froides et sèches attenue
de quelque chaleur dans les entrailles de la
terre par lesquelles qualitez elle produict ces
effects. C'est pourquoay pour la tenuite de
ses parties, et pour l'ignicule de la chaleur,
elle dissoust les humeurs crasses et visqueuses
dâs l'estomach, prince par la bouche, et de
cette mesme vertu elle rompt la pierre estant
dans les rongnons, et dans la vessie, et les mun
difie des arenes et sablons. Galien au sixiesme
liure des simples médicamèns, dit : Qu'il faut
que les medecines faisans tels effects, soient de
parties subtiles, penetrantes, et incisiues. En
outre elle profitêt à l'estomach chaud et humide,
pour leur qualité seiche et froide. Elles excitent

l'appétit à ceux qui en boiuent; elles font ouuer-
ture des veines capillaires, du foye, et de la rate,
ostent les obstructions du mesentère, et de toutes
les parties du ventre inferieur : guarissent les
femmes des Fleurs blanches, et le rendent aptes
à la conception. Elle guerissent les fievres lon-
gues, les subuersions d'estomach, esteignent la
soif inextingnible, prouoquent le sommeil. Elles
resistent à la putrefaction et aux venins, tue les
vers. L'experience est telle que si vous mettez
vn crapaut dans ladit fontaine, il est incontinent mort, comme toutes autres bestes veneneu-
ses. Dioscoride liure cinquiesme chap. 74, dit,
que le vitriol beu auec de l'eau est bon à ceux qui
ont mangé des champignons vénimeux, et qu'il
tue les vers. Auiourd'hui on donne en breuuage
de la coupperose en temps de peste, et aussi de
l'huile, que les alkemistes tirent par force de
feu, sans aucun inconuenient, et avec grand
profit. Mathiol en son commentaire sur le cinquiesme liure, dit : l'ay experimenté, pour vn
singulier remede, de donner du poids d'vn scru-
pule de l'huile de vitriol, detrempée en eau d'a-
grimoine, au graueleux, et pour faire vriner ceux
ésquels l'vrine est retardée. Bref, c'est vn médicament profitable à plusieurs choses.

CHAPITRE V.

Ovtre les susdites facultez manifestes, nous sommes contraints de confesser qu'il y en a des occultes , lesquelles surpassent notre sens et jugement. Ces propriétés occultes sont insignes facultez par lesquels elles operent , et desquelles la cause est cachée, et est par dessus les causes naturelles, elle dépend de la forme spécifique, et mixtion celeste , laquelle se fait dans les entrailles de la terre. La forme est le premier principe des operations de toutes choses; elle est regie non du temperament, mais du ciel : c'est pourquoy nous sommes contraints de dire qu'aux eaux, comme à toutes chosses, il y a de la diuinité. Les Grecs, desquels nous tenons quasi l'vsage des Bains de toute antiquité, ont mis beaucoup de superstition et d'imposture à cecy : et comme dit Pine, a esté cause d'auugmenter entre les hommes le nombre des Dieux comme Aegeria déesse, femme de Numa, a donné à vne fontaine, prés laquelle Numa fouloit souuent prendre les plaisirs de nuict, et se ioindre charnellement auec elle, et lors estoit admonesté diuinement de faire et instituer les

choses sacrées aux Romains, lesquelles fussent
plaisantes aux dieux. Ouide aux Fastes,

Ægeria est, quæ prœbet aquas, deggrata camiæis,
Illa Numæ coniux consilium que fuit

Elle donne les eaux, la Déesse Aegerie,
Qui fut femme et conseil de Numa Pompilie.

Donc l'antiquité à attribué quelque chose de
sacré à toutes les fontaines et les a intitulées de
quelque marque de diuinité, comme la fontaine de Jupiter, la fontaine de Mercure, d'Hercu-
les, de Diane, et de plusieurs autres Dieux
en divers lieux de la terre. Mais les Chres-
tiens pour abolir cette superstition et imposture des païens ont donné à toutes les fontaines, esquelles il y a du fruict pour le recou-
urement de la santé, des noms de saincts :
comme à Pougues, la Fontaine de sainct Marcel,
et la Fontaine de sainct Leger. A la nostre duquel est le présent discours, la fontaine de
sainct Pardous, et pour reuerence du sainct on a
fait construire vn Temple soignant la dite Fontaine, où on a de coustume de faire des déuo-
tions, en vsant, et après avoir vsé des susdites
eaux. Qui pourra nier qu'il n'y ait beaucoup de

sanctification aux eaux, et qu'il ne falle re-
uerer et honorer le nom de Dieu en ces miracles?
Dieu Tout puissant n'a point plus manifesté ses
miracles aux hommes, que par les eaux. La
mer Rouge a esté diuisée en deux pour dôner
passage au peuple d'Israël, poursuivi par Pha-
raon, puis estant retournée à son premier estat,
a submergé les Egyptiens. Le premier miracle
que Dieu le tout puissant a fait, quand il a con-
versé au monde cómme homme, a esté de
changer l'eau en vin. Il a aussi institué le sacre-
ment de Baptesme par l'eau. Il a fait la piscine
probatique de Bethsaïda, la quelle l'Ange trou-
bloit tous les jours, pour guerir les malades de
toutes sortes de maladies, lesquels se pouuoieut
ietter et baigner dedans. Il y a vne infinité d'autres miracles. C'est pourquoy les chretiens doibuent premièrement implorer le nom de Dieu,
avec actions de grâces, de voulor impartir icelles
aux eaux auant qu'en vser, et leur donner telle
fécundité de vertu, qu'elles puissent guérir leurs
maladies. Pour probation de ce, nous amene-
rons des exemples des vertus diuines dont cette
eau est remplie.

CHAPITRE VI.

Vn honnête homme agé de trente cinq ans,
persécuté de la grauelle avec des extremes
douleurs de ventre et vomissements et principalement sur la region du rougnon droict, enfin par l'attrition dequelques petites pierres dans
le ventricule du dit rougnon où la douleur estoit continuelle, il se fit vn vlcere au dit lieu,
car tous les iours il decouloit auec l'vrine grande
quantité de de matière purulente meslée
avec ladite vrine, laquelle estant fort acre, enfin
luy vlcera le col de la vessic, comme il le jugea
par l'excretion de la matière purulente dèsectée
seule quelquefois et par la sonde et bougie qu'on
lui mettoit teus les jours dâs le canal de l'vrine.
Pour remedier aux susdits accidents, il eut le
conseil de plusieurs Medecins, et de diverses
prouinces. Ceux de Montpelier luy ordonnèrent
plusieurs et diuers remedes. Finablement venant
au pays de Bourbonnois, il fust conseillé d'vser
des eaux de la Fontaine de Sainct Pardous, et
pour toute préparation il print vn clistère et le
lendemain un bol de caffé. Puis vsa des eaux
l'espace de 30 jours, le quinziesme jour il res-

sentit tel allegement que ses viceres estans
mundifiez et, quasi côsolidez, les vrines cou-
loient tort claires et limpides avec des sablons et
sans douleurs, dont il fut du tout gueri, faisant
les actions d'vn homme bien sain, courant la
poste, ne ressentant cucune douleur des âcci-
dens precedens, desquels il estoit persécuté presque durât six ans, et desesperant de sa santé,
laquelle luy est retournée auec l'aide de Dieu
premièrement, et la faculté operante de ces
eaux. Louange soit au Tout Puissant.

CHAPITRE VII.

Les hydropiques accourêt de toutes part pour
vser des susdictes eaux, et tous ceux lesquels
font au commencement du mal, ou l'hydropisie
n'est confirmée. C'est chose estrange qu'incoti-
nent ils sont gueris par l'euacuation copieuse
laquelle se faict par les vrines des serosi-
tez, lesquelles engendre le foye tous les
jours, car la vertu languifiante du foye est esteinte; pour les oppilations et obstructions
lesqueles sont dans les petites veines dudit
foye. Le propre de cette eau est d'ouvrir les
côduis et oster les oppilations causes d'humeur

visqueuse et grosse. Elle esteint aussi la chaleur
estrange de la fievre des hydropiques. Mais
quand la substance du foye est entièrement
gastée, et les hydropiques sont confirmez,
comme l'on dict, les eaux font accélérer la mort
à ceux lesquels en vsent : par ainsi, auant que
d'en vser ils doibuent prendre l'aduis des doctes
Medecins, pour estre regis par eux.

CHAPITRE VIII.

Il y eust aussi vne notable dame de maison il-
lustre, laquelle demeura près de vingt ans ma-
riee et quasi toujours malade sans faire enfans.
Au commencement de son mariage, elle estoit
persécutee d'vne tumeur insigne au costé gauche
du ventre inférieur, iugée estre à la ratelle, et laquelle accreut de telle façon, qu'elle occupoit
toute la region gauche du ventre inférieur iusques sur l'os du penil, et aussi iugée par tous les
Medecins estre vne tumeur schirrheuse à la ratte.
Durant le progrez du mal elle luy causa beaucoup d'accidens mauuais. Car elle estoit toute
cachettique, persécutée continuellement des
fleurs blanches, ayant expérimenté vne infinité
de receptes pour donner ordre audit mal tant des

Medecins de la Cour que de ceux de Paris. Enfin
venant en ce pays, elle fust conseillée de purger
par vn apozeme aperitif et laxa'if, de faire durant
huict jours des demi-bains, de choses propres
pour ramollir cette tumeur. Puis elle fut conduite à la fontaine de Sainct Pardous, de laquelle
elle vsa l'espace de XXV jours, de quoy elle res-
sent tel allegement qu'elle s'en retourna entièrement guerie, sans tumeur, et sans fleurs blanches : et au bout de neuf mois engendra un beau
fils, et a vescu depuis heureusement.

CHAPITRE IX.

Ces jours, sur la fin de l'Elté vn honneste
homme aagé de quarante ans, de complexion
sanguine, de bonne quadrature viuant splandi-
dement, et ne faisant exercice que de l'esprit,
fut persécuté d'une fieure double tierce nothe
par l'espace de 15 jours, à laquelle maladie fut
remedié par les voies ordinaires assez heureusement, comme il sembla pour lors. Car le malade
se recognissant estre guéri, fit durât huict jours
les actions accoustumées, lesquelles expirees, il
lui print a vn instant vne faiblesse auec un vomissement de matières etherogenees : puis il entrat

en fieure continue, laquelle obseruons toutes fois les types de la precedente nothe. Ledit malade auparauât estant grandement plein, il fouloit vomir souuent son manger vne heure après le repas et auec telle facilité, qu'il sembloit qu'il ne fist que cracher et auec tout cela, tous les mois lui couloit grande quantité de sang. par des veines hemorrohïdales internes et sans douleur, et avec quelque soulagement. Tous les susdits accidens accreurent et augmenterent de telle façon, qu'ils estoient ordinaires avec la fieure ; car il n'y eut plus de types remarquables, le vomissement continuel, avec vne douleur de cœur et foiblesse, et pensoit-on qu'il deust expirer à tous moments d'heure à autre. Outre plus, le flux hemorrhoïdal le persecutoit de telle façon, qu'il perdoit si grande quantité de sang, pur et net, et splendide, et sans douleur, lui prosternant ses Forces : tellement que l'on n'esperoit rien que la mort prochaine. Tout cela dura viron quatre mois, durant lesquels le malade deuint si attenué, et si maigre, qu'il ressembliait vn corps sec, ne luy restant plus rien que le respirer. Les Medecins appelez en conseil, furent fort empeschez, pour les indications contraires, et de la fieure, et du flux hemorrhoïdal

parce que l'une nuisoit à l'autre. On lui fit user
du lait d'asnesse par l'espace d'vn mois, et d'autres diuers remèdes La fieure persécutoit tou-
sïour auec vne alteration inextinguible, vne douleur de cœur, et naussée, et vomissement des
viandes, et les inquietudes le persecutoient
tellement, qu'il ne dormoit en façon que ce
fust : tout cela lorsque les grandes froidures de
l'hiver regnoient, au milieu du mois de Ianvier,
où tout estoit glacé, la soif ne se pouuant esteindre par quelque sirop que ce fust. Finalement
on pensa d'enuoier querir des eauës de sainct
Pardous, pour lui en faire boire viron lés
trois heures après midi la quantité de huict
onces pour esteindre cette soif et alteration.
C'est une chose admirable, que ce estant executé
contre la saison de l'année et ce temps importun,
l'eau portée huict grands lieuës dans des bouteilles, il n'en eut pas pris trois jours durant,
que cette altération fut esteinte, le vomissement
cessa, et la douleur de cœur, et si le commeil lui
reuint, sans inquietude : lors on print indicátion
de lui faire cesser l'vsage du laict d'anesse, et
lui faire boire de l'eau de cette fontaine le matin,
viron une liure, pour tenter l'éuacuation par les
veines. Cet affaire succeda si heureusement,

qu'icelle estant assez copieuse, le flux hemorrhoïdal, lequel estoit immoderé. tout incôtinent
fust supprimé, l'appetit lui reuint, et la grande
ardeur de la fieure fust amortie. Prenans donc
nourriture les parties solides, lesquelles auparau-
uant estoient frustrées d'aliments, reprindient
leurs premières forces, et estant humectées,
amortirent le fieure etique ausdites parties. Enfin
l'vsage de ces eaux durant vingt-cinq iours, a
operé d'vne façon admirable, et diuine et en
temps et saisons contraires. Du tout il faut louer
le Tout puissant, qui distribue les graces où bon
lui semble, et quât il veut.

CHAPITRE X.

Maintenant est necessaire de sçauoir la manière d'vser de la susdite eau : parce que les eaux
acides peuuent se vser en deux manières : car elles
se prennent par brevuage et potion, l'autre on en
pout user par les Bains (comme font les Alle-
mans) aux maladies internes, et lesquelles sont
caschées dans le corps, on a accoustumé d'en
prendre par la bouche : mais aux maladies exter-
nes, elle s'accommode par Bains, ou demi-Bains,
ou fometations : et si la maladie d'aucun re-

quiert tous les deux, la potion doit preceder les
Bains. Communément en ce pays on n'vse des
succdites eaux que par la potion : Il faut noter
que cette eau se prend pour deux principales raisons : L'vne est pour servir d'euacuation, et purger le corps de gros ses et
visqueuses humeurs, contenues dans le ventre inferieur ; l'autre est pour changer le
temperament, côme celui qui aura une grande
chaleur dans l'estomach, beuuant de cette eau,
changera ceste chaleur à vne fraischeur gra-
cieuse. Quand il est question de purger, il en
faut prendre grande quantité : mais s'il faut
seulement changer la température, il n'est nè-
cessaire d'en prendre si grande quantité et lors
on peut permettre au malade de dormir, comme
il est defendu de sommeiller à ceux, lesquels les
prennent pour purgations. Or ceux lesquels veu-
lent vser des susdites eaux. Si la maladie de laquelle ils sont persecutez, leur donne le loisir,
ils doiuent choisir la constitution de l'année la
plus chaude : parce que ces eaux sont froides
et actuellement, et de puissance : ioinct aussi
qu'elles sont plus pures et nettes des eaux plu-
viales de l'hyuer, lesquelles se mestent parmi
elles, tellemêt qu'elle se doiuent boire principa-

mêt aux iours caniculaires : mais on pourra
commencer sur la fin du mois de iuin et continuer Juillet. Aoust et septembre, les iours que
le temps est beau, clair, et net et qu'il ne pleut
point, se doiuent choisir ; mais s'il est pluuieux
ou fort nebuleux, il faut s'abstenir ces iours de
prendre des eaux: Et tout ainsi que le laict d'asnesse se prend au sortir de. la mammelle, afin
que sa vertu ne s'évanouisse, il est aussi nécessaire de prendre ces eaux sur la fontaine parce
que sa principale vertu consiste en vapeurs te-
nues, lesquelles s'éuaporent incontinent : c'est
pourquy elles sont beaucoup meilleures que por-
tées. Les malades en peuuent prendre deux fois le
iour, les matin après soleil leué, et viron les trois
heures après midi, si leurs forces le peuuent permettre : autrement n'en prendront que le matin,
incontinent qu'il auront vuide les excrémens,
tant du ventre que des vrines, Ils ne prendront
nul aliment de quatre heures après, et auant qu'ils
aient rendu et vuidé les susdites eaux. La quantité
d'en boire se doit mesurer, selon la complexion
des malades : car il y en a beaucoup, lesquels ne
peuuent porter cette grande quantité de ce que
l'on a accoustumé de boire : parce qu'ils la vo-
missent, et leur estomach est débile, leurs forces

prosternées, et elle ne peut estre digerée ni
conuertie par la chaleur naturelle. D'autres en
peuuent prendre grande quantité sans qu'elles
leur facent mal, comme sont les coleriques, et
sanguins : dont il se faut accommoder à sa nature
et complexion, et en prenant les susdites eaux y
procéder par degrés, côme le premier iour que
l'on commencera, on peut prendre une livre et
augmenter tous les iours jusques à soixante onces, ou plus, selon que l'on cognoistra, et ingera estre de ce raisonable, pour se tenir à ce que l'estomach et les forces, peuuent
porter. Et en cette façon de boire faut continuer
l'espace au moins de vingt, ou vingt-cinq, ou trente iour, comme la maladie du patient le requerra :
et incontinent après auoir beu pour temperer la
frigidité de l'eau, il est necessaire de prendre à
l'instant vn peu d'anis ou de canelle : puis se
pourmener doucement sans se lasser, l'espace
d'une bonne heure, si les forces du malade le
permettent, ou bien monter à cheval ou en coche,
et se pourmener iusques à ce que l'on aura com-
mencé de vuider les eaux, et les rendre ou par les
vrines, ou par les selles, ou par les sueurs. Il y en
a quelques uns desquels la nature est si consti-
pée, et leurs côduits si estouppez, qu'ils ne les

rendent ni par les vrines, ni par les selles, ni par les autres conduits du corps. Ceux s'abstiendront d'en boire: cela se cognoistra par l'espace de quatre à cinq jours, vsant des eaux : car ils pourroient tomber en des douleurs de coliques et inslations d'estomach, et pour leur faire vuider ce qu'ils auront prins dons ces quatre ou cinq jours, il est conuenable, leur faire donner vn clistere fait de la susdite eau, avec vne once de catholicon, et de miel rosat, ou bien leur faire prendre par la bouche trois onces de manne de calabre, dissoute dans un bouillon de chappon, et passé par un linge blanc. Auparauant qu'vser des susdites eaux il se faut préparer le corps par l'advis et le conseil d'un docte medecin, ou de deux ou trois, pour n'aller témérairement et les mains non nettes, comme l'on dit, à ces eaux. Car si l'estomach est rempli de matières mauvaises, ou bien les intestins et les veines du mesentre soient farcis d'humeurs, pituiteux et froid, ou bien que la partie du foye cáve ou gibeuse, ou de la ratte et du Pancreas, soient d'humeurs, visqueuses et crasses, si remplies qu'il y aie beaucoup d'opilations et d'obstructions, il est utile auparauant d'vser de décoctions, apéritiues, lesquelles incisent, attenuent et ou-

vrent les conduits pour rendre les humeurs
fluides, aux purgations qu'ils conuient faire
auant tout cela.

CHAPITRE XI.

Après que l'on aura rendu les susdites eaux,
ou par les vrines, ou par le ventre inferieur, ce
qui s'accomplit communément par l'espace de
quatre heures, il est nécessaire et faut prendre
son repas, lequel ne soit gueres different de ce qui
est familier, et que l'on avoit accoutumé, pourvu
qu'il soit de viandes de bon suc et de bons alimens
et de facile digestion, surtout les chairs rosties
sont préférées aux bouillies, car le moins qu'on
peut vser de Bouilly, est le meilleur, combien
qu'on en peut mâger quelques fois. Toutes sortes
de fruits temporances sont fort contraires à ceux
lesquels vsent de ces eaux, toutes tartes et viandes faites de laict : mais pour l'issue de table,
ils pourrôt prendre quelque peu d'escorce de
citron, ou de l'anis confit, ou d'une noix con-
fite, ou du cotignat, ou du biscuit d'Espagne.
Pour le Breuage ordinaire de leur repas, ils vse-
ront du vin blanc, ou clairet, pur et net, non
trop fumeux, ni fort, ni aussi trop faible, et de

médiocre aage ; et s'il est trop fort on le con-
temperera de quelque bonne eau douce. Ce faisant, J'espère auec l'aide de Dieu, qu'il n'ad-
uiendra aucun inconuenient à ceux lesquels
vlseront des susdites eaux, et ce par l'aduis et
conseil d'un sçauant médecin : mais qu'ils en
recevront un grand soulas et allegement en leurs
indispositions etc.

Per acqvas.

Près de trois siècles nous séparent de l'époque
où ces travaux ont été écrits. La science alors
errait, bégayait à peine pour nous trouver un
chemin qui n'était pas encore parcouru entièrement.

Cet ouvrage et le rapport de Nicolaï nous
montrent, au point de vue historique, la médecine hydrologique de l'époque. Les guérisons
obtenues par la fontaine de Saint-Pardoux ont
engagé ces deux savants à tenter l'analyse de
cette eau pour en découvrir les principes médi-
caux qu'elles contenaient.

L'expérience de cette eau minérale, transportée à Moulins au plus fort de l'hiver quand tout

était gelé, est confirmée maintes fois par les services qu'elle rend journellement loin de la source,

C'est l'avantage qu'elle a toujours possédé de se conserver sans perdre de ses propriétés, et de supporter le transport sans altération. Il ne faut pas oublier que nous sommes en l'an de grâce 1600.

Les progrès qu'ont fait les dernières sciences, la physique et la chimie, ont su nous rendre meilleur compte de la composition des eaux minérales, bien qu'il ne soit pas toujours possible aujourd'hui d'expliquer pourquoi ces eaux agissent si efficacement dans certains cas, que leurs effets paraissent tenir du merveilleux. Ces écrits ont une grande valeur devant le juge le plus impartial, le temps, qui a sanctionné le mérite médicinal de la fontaine vineuse de St-Pardoux.

Jean Banc, docteur en médecine de Moulins en Bourbonnais, dans son ouvrage intitulé : *La Mémoire renouvellée des Eaux naturelles et faveur des Nymphes françaises et des malades qui ont recours à leurs emplois salutaires,* — Paris, Pierre Sevestre, 1605, — s'exprime ainsi :

DES SOURCES

de Saint-Pardoux et de la Traulière, froides et médicamenteuses.

CHAPITRE II.

1605. La fréquentation de la fontaine de St-Pardoux n'est pas moins ancienne que celle de Pougues ; les pareilles neufveines se faisoient de toute mémoire par le peuple au dict Saint-Pardoux qu'à Saint-Léger à Pougues, et en l'honneur et reuerence du dict Saint-Pardoux, s'estoit bastie une chappelle proche de la dicte fontaine pour receuoir en ceste boisson et auec les suffrages et prières du dict S. guérison de l'hydropisie et autres enflures particulières du corps.

Ceste source est en Bourbonnois en la paroisse de Teneuillé. Elle n'est guiesres plus loing des villes de Serilly (Cérilly) et de Caune (Cosne) que deux lieues. Elle en est à plus de trois de Bourbon l'Archimbault où sont les bains naturels, toustefois auoisinée d'une infinité de chasteaux, et y a quelques villages aussi qui peuuent servir de commodité de retraite et de séjour

pour les malades. Mais si incommodement que
je croy que c'est la cause pourquoy sa réputation
s'est moins estendue jusqnes à ceste heure. Car
la vérité est que ses qualités aigrettes en pic-
quantes sont fort estendues : ses esprits tenuz,
sa source riche, son accês facile et peu suject
au meslange des eaux doulces, combien qu'elle
ne paroisse jamais si claire que celle de Pougues
et ne luy a rien manqué pour s'establir et un
plns relevé credit quun meilleur genie ou
une commodité de séjour meilleur pour les malades que celuy de son voysinage , ny ayant
qu'une seule maison pour cet effect à la proxi-
mité de son cours.

A moins d'un petit quart de lieue de là, un
peu plus haut, se trouve une autre source d'eau
minérale de presque pareil goust. Elle est posée
dans un pré fort marécageux et s'appelle la fontaine de la Traulière ; son accès en est fort diffi-
cile voire en esté le plus sec, si est-elle riche et
fort copieuse en son émanation, froide, piquante,
vaporeuse et claire à mervèille, ne ressortant de
son fonds qu'avec murmure et bruict. Les voisins
de là, qui travaillent au labeur de la campagne
s'en désaltèrent, et n'en boivent point d'autre en
leurs plus grandes chaleurs sans aucune nuisan-

ce. Ils disent qu'ils en sont aussi fort soulagez, lorsqu ils sont pressez de soif et attaincts de fièvre, mais guère de personnes ne s'en servent pour la santé, pour estre pour la plupart destituée des meilleures propriétéz des eaux, calcanteuses et ferrugineuses, deues aux indispositions que j'ai cottées aux traitez précédents ; aussi crois-je à la vérité qu'elles ont beaucoup de meslange d'alun, soi en esprit, soit en ténue matière, et ne m'est point apparu jusques ici que leur usage ayt rendu quelque fruict contre les maladies. Cest pourquoy je n'asseure rien pour aller de bon, ny de mauvais succès.

Mais pour celles de Saint-Pardoux, je les certifie par mon jugement de pareille, ou a plus pres approchante propriété que celles de Pougues. Quelques-uns disent qu'elles sont plus ferrugineuses et n'ont propriété de lascher le ventre, comme celles dudict Pougues. Ce sont contre je leur ay veu moyenner leur descharge de toutes façons, aussi heureusement que celles de Pougues, mais je n'en mentiray point, mes yeux n'y ont point esté si soigneusement portez que j'en aye faict aucune remarque partiticulière dont je me puisse souvenir, combien que je sois fort mémoratif d'y avoir envoyé plusieurs femmes ou filles atteintes ou de palles couleurs ou de suffocation de matrice qvi y ont reçu guérison entière. Aussi bien que plusieurs calculeurs non confirmez en solidité ou en grosseur immense de pierre, qui y ont reçu du soulagement fort apparent.

Feu M. Perreau, médecin de Molins, très-grand personnage et mervéilleusement recommandé en la belle réputation en laquelle il a fort longuement vescu faisant la médecine, a escrit de ces eaux de Saint-Pardoux depuis sept ou huit ans un petit traitté auquel (pour ne faire tort à un si grand personnage et pour quant et quant éviter prolixité) je renvoye le lecteur, s'il veut plus à plein estre informé du mérite de cette source. Je sçay quil n'a pas oublié d'y insérer de belles expériences parce qu'il a du soing particulier d'en rechercher les propriétés durant quelques années : Parquoy je me desporteray d'en faire plus long discours et suyvray mon ordre proposé.

———

Du *Nouvel Essai sur les Eaux de Bourbon*, par J. P.-P. Faye, 1804, il a été extrait ce qui suit :

Eaux acidules ferrugineuses de Saint-Pardoux.

CHAPITRE PREMIER.

1804. Les eaux de St-Pardoux ont leur source dans un hameau de ce nom, à 3 lieues sud-est de Bourbon-l'Archambault.

Le pays est montueux, très-boisé, abonde en gypse et en quartz, est environné de mines de charbon de terre et de fer, dont une très-importante est celle de Saint-Jean-de-Bouys, n'en est éloignée que de 3 lieues (1,333 millimètres).

Origine. — Elles surgissent en bouillonnant dans un petit réservoir, formant un carré long d'environ six pieds, sur trois de large, et viennent du sud-est. Si l'on suit cette direction, on voit, de distance en distance, jaillir quelques filets d'eau absolument semblables.

Volume. — Cette source est assez abondante et peut fournir environ 200 pintes (litres) par heure, ou 4,800 en 24 heures, ce qui suffit à son usage ; lorsqu'on cherche à vider entièrement son bassin, dont la profondeur est de 7 à 8 pieds, quelque célérité qu'on y apporte, on ne peut mettre le fond à sec.

Propriétés physiques. — *Pétillement.* — Ces eaux pétillent sans cesse et causent un bruit quelquefois assez fort, qui n'est qu'un dégagement de gaz, augmentant avec le froid et l'humidité, et formant à leur surface des bulles. On y voit aussi une vapeur légère, lorsque le temps est brumeux ou que le thermomètre descend à zéro.

Couleur. — Leur couleur est celle de l'eau distillée quand l'atmosphère est pure ; elle se trouble et devient jaunâtre pendant les orages et l'extrême sécheresse. Sans doute leur cours, augmenté dans le premier cas et ralenti dans le second, donne lieu au détachement du dépôt qu'elles font toujours, et peut-être aussi au mélange des terres voisines. Conservées dans des bouteilles bien bouchées et placées dans un lieu sec, elles ne perdent pas leur limpidité, ne déposent rien ; au contraire, débouchées ou mises par terre dans un lieu froid et humide, elles offrent des particules jaunes qui se précipitent et ressemblent alors, pour toutes les qualités physiques et chimiques, à de l'eau distillée.

Saveur. — Leur saveur est piquante et aigrelette ; elles laissent dans la bouche un goût vineux et martial. Mêlées au vin, elles flattent le palais en l'aiguisant.

Elles sont très-susceptibles d'exportation. (Pour en faire venir, il faut s'adresser au chef des baigneurs, à Bourbon-l'Archambault. Lorsqu'on vient en chercher, c'est à Saint-Pardoux qu'on doit aller, et l'on y trouve un préposé), et de tous les pays voisins on va en chercher, mais leur action est bien plus sûre lorsqu'on vient les boire à Bourbon-l'Archambault, où, chaque jour, on en a de nouvelle, puisée quelques heures seulement avant qu'on en fasse usage.

Il est des personnes qui vont jusqu'à Saint-Pardoux même ; mais ce hameau, n'offrant ni logement, ni ressources médicales ou domestiques, l'indigence seule est conduite par l'espoir et soutenue par l'habitude d'un mauvais régime.

Température. — Le thermomètre , plongé dans le réservoir de ces eaux, m'a offert 5°, et il en marquait 18 à l'ombre. Il s'élevait à 6 lorsqu'à l'ombre il descendait à 0.
Elles sont donc plus fraîches l'été, plus chaudes l'hiver, et ce contraste est d'autant plus frappant que nos sensations sont relatives à la température qui nous environne.

Le dégagement du gaz acide carbonique et la diffusion de son calorique expliquent ce phénomène et font concevoir pourquoi elles ne gèlent jamais.

Pesanteur. — Leur pesanteur spécifique est à peu près celle de l'eau distillée ; cependant elles sont plus légères lorsqu'elles ont déposé.

Dépôts. — Leur dépôt recouvre leur bassin ; mais il est si peu abondant qu'on a beaucoup de peine à le recueillir ; sa couleur jaune fait assez soupçonner que c'est un carbonate de fer.

On ne voit presque jamais de conserve dans le réservoir.

SECONDE PARTIÉ.

ÉTAT CHIMIQUE.

CHAPITRE II.

Essai par la distillation.

Le gaz que dégagent les eaux de Saint-Pardoux, recueilli à la source dans une cloche, a éteint une bougie allumée et rougi la teinture de tournesol.

J'ai versé de l'eau de chaux sur une pinte

d'eau de Saint-Pardoux jusqu'à ce qu'elle ne se troublât plus, et j'ai eu un précipité de 48 grains; il y a donc 19 grains 1|2 d'acide carbonique dans chaque pinte, et peut-être un peu plus à cause de l'absence des sels magnésiens, ce qui va être démontré.

Essai par les réactifs.

Versés sur les eaux de Saint-Pardoux :

La teinture de tournesol. . . . . Les rougit et elles prennent une couleur vineuse foncée.

L'eau de chaux. . . Les blanchit, les trouble, et forme, si on en ajoute beaucoup, un précipité de carbonate de chaux. . . . . . .

Le sirop de violette. .

La potasse caustique.

Le gaz ammoniac. . .

Le nitrate d'argent. .

L'oxalate d'ammoniaque. . . . .

Le muriate de Baryte.

L'acétite de plomb. .

L'alcool gallique. . . . Ou une couleur orange qui est la sienne.

L'acide sulfurique. . . Dégage des bulles.

Le prussiate de chaux. Les colore faiblement, seul, mais leur donne une couleur bleue par l'addition de l'acide muriatique.

Le prussiate de po- Leur donne une couleur vert tasse. . . . . de mer, qui devient bleue si on ajoute quelques gouttes d'acide nitrique.

Inductions. — L'action de ces réactifs ayant été nulle pour presque tous, et n'ayant eu lieu que pour la teinture de tournesol, l'eau de chaux, l'acide sulfurique et les prussiates de chaux et de potasse, stimulés par l'addition des acides muriatique et nitrique, j'en ai conclu qu'il n'existait dans ces eaux que du gaz acide carbonique démontré par les premières de ces substances, et une très-petite quantité de fer à l'état d'oxyde noir et qui, en s'unissant au même acide, formait un carbonate.

Essai par l'évaporation.

J'ai fait évaporer 30 pintes d'eau de Saint-Pardoux au bain de sable. en terminant l'opération dans une capsule de porcelaine ; j'en ai fait évaporer autant sur le feu, d'abord, et ensuite au bain de sable dans une capsule semblable, et j'ai obtenu dans chacune de ces opérations un résidu de 40 grains.

Phénomènes de l'évaporation.

La liqueur est restée claire et limpide au commencement ; il s'élevait à la surface des bulles qui ve-
naient s'y dissiper ; vers le milieu de l'évaporation, il
s'est détaché des parcelles noires très-légères, et,
vers la fin, la liqueur s'est colorée en jaune, et son
résidu, précipité au fond, a pris la forme d'une touffe
de gazon rasé.

Traitement du résidu par l'alcool, l'eau distillée et l'a-cide acéteux.

Traité par l'alcool, l'eau distillée, froide et bouillante, l'acide acéteux, il n'a pas perdu son poids, et je
me suis convaincu de nouveau qu'il n'y existait ni
sels muriatiques, ni sels sulfuriques, ni alcalis, ni
terres.

Traitement du résidu par l'acide muriatique et le prus-siate de potasse.

L'acide muriatique versé sur le résidu a fait effervescence et en a opéré la dissolution complète. Je l'ai
affaibli, je l'ai fait digérer en y introduisant le prussiate de potasse ; j'ai coloré le tout en bleu de
Prusse, et quelques gouttes d'acide nitrique m'ont
procuré sur le champ un précipité bleu foncé, pen-

dant que la liqueur s'éclaircissait. J'ai filtré, pesé, séché et reconnu, supputation faite de l'acide prussique
mélangé ici, que ces eaux contenaient 40 grains de
carbonate de fer dans les 30 pintes évaporées, ou 1
grain 1/3 par pinte.

Traitement par le prussiaté de potasse et l'acide nitrique.

J'ai versé sur un flacon contenant 3 pintes d'eau de
Saint-Pardoux du prussiate de potasse, et la liqueur
est devenue vert de mer; j'ai ajouté un peu d'acide
nitrique, et elle est devenue d'un bleu de Prusse très-
beau, s'est éclaircie peu à peu, et m'a offert un précipité de prussiate de fer pesant neuf grains, qui,
d'après les proportions établies par Proust, Cadet et
Salverte, c'est-à-dire 55 5/9 d'acide prussique, et 44 4/9
d'oxyde de fer pour 100 parties, ou de 5 à 4 contenaient :

 1º Acide prussique. . . . .   5 grains.
 2º Oxyde de fer noir. . . . . .   4 grains.

Il y avait donc dans chaque pinte (litre) 3 grains de
prussiate de fer ou

 1º Acide prussique. . . . . . .   1 grain 2/3.
 2º Oxyde de fer noir. . . . . .   1 grain 1/3.

J'ai essayé de même plusieurs bouteilles de ces
eaux débouchées et exposées quelques jours au froid
et à l'humidité, j'y ai toujours trouvé un précité de

carbonate de fer peu attirable à l'aimant, et le deve-
nant davantage par la réduction au feu, une petite
quantité de ce métal suspendu dans la liqueur et peu
de gaz acide carbonique, en comparaison de ce qu'il
y en existe ordinairement, lorsqu'on vient de les pui-
ser ou qu'on les a conservées avec soin.

Traitement du dépôt de ces eaux. — L'acide sulfurique et l'acide nitrique, versés sur le dépôt jaunâtre
qui se fait dans le réservoir, il y a effervescence et
dégagement de gaz acide carbonique.

Inductions et conclusions.—*Précis de l'analyse chimique.* —L'eau de chaux, l'eau distillée froide et chaude;
le muriate de Baryte et l'acide oxalique n'ont eu aucune action sur lui. L'acide muriatique en a opéré la
dissolution complète avec effervescence. Le prussiate
de potasse s'est coloré en bleu de Prusse, et en se cla-
rifiant a précipité du prussiate de fer. Ainsi, 30
pintes d'eau de Saint-Pardoux, filtrée pour lui enle-
ver les substances étrangères, comme les débris des
végétaux, ne contiennent que 40 grains de principe
fixe, et ce principe unique est un carbonate de fer.
En y ajoutant le gaz acide carbonique, principe
volatil, et réduisant le tout à la quantité contenue
dans une pinte (un litre).

On trouve
{
Gaz acide carbonique libre. 19 grains 1/2
(1,036 millig.)
Oxyde de fer noir à l'état de carbonate,
1 grain 2/3 (71 millig.).
}

Sans doute l'absence de la magnésie et son poids
non déduit dans l'opération par l'eau de chaux et la
distillation, supplée à la quantité d'acide carbonique
qui, en s'unissant à l'oxyde de fer, en fait un carbonate. L'action du prussiate de potasse, qui ne teint un
bleu que par l'addition de l'acide nitrique, suffit aussi
pour prouver que le fer est à l'état d'oxyde noir. Les
eaux de Saint-Pardoux méritent donc une place dis-
tinguée dans la matière médicale, leur simplicité et
l'abondance de leur gaz les faisant différer des autres
eaux acidules ferrugineuses.

Il est une source voisine de celle de Saint-Pardoux
qui a beaucoup d'analogie avec elle et serait très-précieuse, quoique moins salutaire, si elle en était plus
éloignée : je veux parler de la source de la Fomford.
Elle se trouve dans une prairie particulière qui dé-
pendait autrefois de la terre de la Trolière, à un grand
quart de lieue sud-est de Saint-Pardoux, et ne sert qu'à la
boisson des habitants des maisons voisines. Elle est
toujours claire et limpide, un peu plus légère que celle
de Saint-Pardoux, et, comme elle ne gèle jamais, pa-
raît tiède l'hiver et fraîche l'été. La saveur de ses
eaux est à peu près la même. Cependant, celles de la
source de la Fomford sont quelquefois moins aigrelet-
tes et paraissent alors fades et nauséabondes, comme
l'eau croupissante ; d'autres fois, au contraire, elles
sont très-piquantes, ce qui, sans doute, a donné lieu
à leur nom et dépend de ce qu'elles sont moins abon-

dantes et moins gazeuses que celles de Saint-Pardoux.
On voit dans leur réservoir un dépôt jaunâtre assez
rare, et l'espèce de conserve appelée bulleuse.

L'ac ion des réactifs versés sur les eaux de ces deux
sources est à peu près la même : j'ai seulement remarqué que celles de la Fomford se coloraient en un
rouge plus clair, par l'addition de la teinture de tournesol, et en un bleu moins foncé par le prussiate de
potasse aidé de l'acide nitrique. L'eau de chaux, ver-
sée sur une pinte (litre) de ces eaux jusqu'à ce qu'elle
ne se troublât plus, a laissé sur le filtre, bien séché,
un précipité de 32 grains, dont les 19|32 ôtés, il est
resté 13 grains d'acide carbonique pour la quantité de
gaz contenue ici. L'évaporation de 30 pintes (litres)
m'a donné un résidu de 22 grains 1|2. Ce résidu,
sorti intact de l'alcool, de l'eau froide et chaude distillée et de l'acide acéteux, s'est dissous dans l'acide
muriatique, et traité par le prussiate de potasse, aidé
de l'acide nitrique s'est coloré en bleu de Prusse et a
forme un précipité de prussiate de fer pesant 50
grains 3/4, dont :

     Acide prussique. . . . . . .   28 grains 1/4.
     Oxyde de fer noir.   22   id.   1/2.

J'ai versé du prussiate de potasse sur trois pintes
(litres) de cette eau, et j'ai eu un précipité de prus-
siate de fer du poids de 6 grains 3|40 qui, calculée
d'après les proportions reçues, contenaient :

     Acide prussique. . . . . .   2 grains 33/40.
     Oxyde de fer noir.   2   id.   3/4.

Ainsi, chaque pinte (litre) d'eau de Fomfort contient :

Gaz acide carbonique.   13 grains (0,676 millig.)
Oxyde de fer noir. . .   3/4 de gr. (0,039 millig.)

L'eau de Saint-Pardoux lui est donc supérieure et presque toujours préférable ; il est cependant quelques cas où celle-ci peut s'employer, et c'est une ressource pour le pays qui la possède.

On lira sans doute ici avec intérêt le précis de l'analyse chimique des eaux qui ressemblent le plus à celles de Saint-Pardoux, et qui jouissent d'une réputation plus étendue et moins méritée; la voici, extraite des œuvres de Bergmann :

1° Eaux de *Seltz* : gaz acide carbonique libre, carbonate de chaux, de magnésie et de soude, muriate de soude.

2° Eaux de *Spa* : Gaz acide carbonique libre, carbonate de chaux, de magnésie et de fer, muriate de soude.

3° Eaux de *Pyrmont* : Gaz acide carbonique, carbonates de chaux, de magnésie et de fer, muriate de soude.

ÉTAT MÉDICAL.

CHAPITRE III.

On ne prend ces eaux qu'en boissons, en gar-

garisme et en lotions ; mais leur usage suffit
pour opérer des cures étonnantes.

Ceux que leur état cacochyme ou leurs occu-
pations empêchent de voyager, en font venir ;
et presque tous les autres se rendent à Bourbon-
l'Archambault, où ils en ont chaque jour de
nouvelle, puisée avec précaution.

Administration. — On en boit depuis un verre
jusqu'à sept à 8 pintes (litres) par jour, et la
dose ordinaire est d'une ou deux le matin à jeun,
et d'autant au repas, mêlées avec du vin. (Il faut
avoir l'attention, lorsqu'on emploie ces eaux en
boisson ou en gargarisme, de tenir la bouteille
renversée et bien bouchée, dans un vase plein
d'eau ordinaire, afin de diminuer la perte du
gaz acide carbonique).

Action. — Leur action est aussi astringente et
détersive qu'antiseptique ; car, quoi de plus propre à remplir ces indications que le gaz acide
carbonique libre avec excès, et le carbonate de
fer, lorsqu'ils ne sont neutralisés par aucun mélange terreux ou alcalin. Le médecin ne peut
s'empêcher d'admirer les ressources de la nature pour tout varier, en voyant un liquide
chargé de substances aussi simples et qui lui
fournit d'aussi grands moyens de guérison. Rien

de plus facile, en effet, que de suspendre dans
de l'eau distillée 1 grain 1|3 d'oxyde de fer noir
et d'y introduire 19 grains 1|2 de gaz acide car-
bonique ; mais que l'on compare les résultats
de cette imitation artificielle avec son modèle,
et on verra la différence. Comment imiter cette
saveur aigrelette [et piquante que je ne saurais
définir ? Comment composer une substance aussi
simple et aussi utile ?

On emploie beaucoup d'eau de seltz en Allemagne et dans le nord de l'Europe. On en tran-
sporte en France, et cependant son analyse
prouve qu'elle contient bien moins de gaz acide
carbonique que celle de Saint-Pardoux, et point
de carbonate de fer comme elle, mais à sa place
des sels tels que les carbonates de chaux, de magnésie de soude et du muriate de soude, substances qui nuisent à l'action tonique et anti-
septique qu'on en attend. La source de Saint-
Pardoux leur est donc bien préférable pour
l'usage médical. Elle est encore plus indiquée
comme boisson habituelle aux repas ; car rien
ne favorise plus qu'elle la digestion, tandis que,
comme on le sait, les sels calcaires et magnésiens de l'eau de seltz la contrarient. Elle n'a
donc besoin que d'être connue davantage pour

être plus appréciée, et bientôt peut-être on en servira sur la table des gens riches, comme on y sert en Angleterre celle de Seltz, qui est et moins agréable et moins utile. La comparaison de ces eaux à celles de Spa offre à peu près les mêmes résultats : plus grande quantité de gaz acide carbonique et de carbonate de fer, absence des sels magnésiens et calcaires qui en diminuent les effets ; aussi je regarde les eaux acidules ferrugineuses de Saint-Pardoux comme une des sources de ce genre les plus précieuses à la médecine et sur tout à la plupart des malades qui viennent prendre les bains et les douches thermales de Bourbon-l'Archambault.

Effets. — C'est un remède éminemment tonique, détersif et anti-septique : or, deux affections graves l'exigent impérieusement : la scrofuleuse et la scorbutique, et, dans l'une et l'autre, on a recours aux bains et aux douches de Bourbon. Quel fruit ne retire-t-on pas alors de l'usage combiné de deux sources aussi différentes, et administrées l'une intérieurement, l'autre à l'extérieur. Le plus grand succès suit toujours ce traitement, et, parmi une foule d'observations qui l'attestent, j'en citerai une remarquable.

Observation, 59. — J. de Moulins, âgé de 13
ans, d'un tempérament phlegmatique, venait
d'éprouver plusieurs accès d'une fièvre intermittente gastrique, qui, en compliquant le vice scro-
fuleux dont il était attaqué, avait donné lieu à
une atonie, à une leucophlegmatie générale, à
la paralysie de la langue et à celle des extrémités. Lorsqu'il se rendit à Bourbon-l'Archambault, une indolence extrême, des douleurs gé-
nérales, l'engorgement des glandes cervicales et
inguinales, une figure cadavéreuse ei une in-
somnie habituelle accompagnaient cette maladie, qui, après avoir épuisé les ressources les
mieux dirigées de la médecine, vint en chercher une dernière dans les eaux de Bourbon.
Deux indications se présentaient à remplir : détruire la cause de la maladie et guérir ses accidents, qui s'aggravaient tellement de jour en
jour, que malheureux enfant ne parlait plus, ne
pouvait se servir de ses extrémités, et avait les
parties génitales et la face dans un état d'œdematie et d'infiltration extrêmes Je prescrivis les
eaux de Saint-Pardoux à la dose d'une à deux
pintes (litres) le matin, à jeun, et aux repas, mêlées avec du vin ; je joignis à cette boisson, le
matin, quelques cuillers de sirop amer anti-

scorbutique, mises dans les premiers verres ; je
fis prendre des bains tempérés d'eau thermale
de Bourbon ; j'ordonnai ces eaux en gargarisme,
des frictions sèches et aromatiques sur tout le
corps, un régime succulent et tonique. Bientôt
le sommeil revint, l'œdematie diminua, les mus-
cles de la langue reprirent leur irritabilité et
leur mouvement, la figure se dépouilla de la
croûte terreuse qui l'enveloppait, et je crus pouvoir préparer par un minoritif la fonte qui s'an-
nonçait. Dès le lendemain, on commença l'administration de la douche descendante à une
chaleur augmentée jusqu'à 45° ; les extrémités
reprirent leur force et leur mouvement. la leucophlegmatie se dissipa, l'atrophie parut avoir
trouvé un terme. la face se colora, la langue re-
commença ses fonctions et articula quelques
mots. Ce mieux s'accrut chaque jour, et la cure
la plus radicale termina ce traitement, que le
froid a forcé de suspendre lorsque tous les accidents et leurs causes paraissaient à peu près détruits. Ce fait offre l'exemple de l'heureuse combinaison des deux sourses acidules ferrugineuses de Saint-Pardoux et thermale de Bourbon-
l'Archambault. Qu'est-il besoin d'en citer d'autres pour prouver leur utilité dans les affections

scrofuleuses! L'eau de Saint-Pardoux ne seconde pas moins les eaux thermales dans le
scorbut (voy. page 153). Elle est aussi très-avan-
tageuse, seule, dans les différentes périodes de
cette maladie, et dans l'état catarrhal qui la
précède, l'asthénie prédominante alors, et qui
prépare la dissolution générale, trouve un remède presque certain dans l'usage habituel de
cette boisson, seule ou mélangée avec les anti-
scorbutiques et le vin.

Une femme prête à expirer d'une hémorragie
nasale, suite d'une affection scorbutique parve-
nue à sa seconde période, et dont un des principaux caractères était des échymoses et des ta-
ches pétéchiales répandues sur tout le corps, me
fit appeler de concert avec celui qui la traitait.
Le sang coulant toujours malgré l'usage des ré-
frigérants et des stiptiques, il fallut tamponner
pour calmer cet accident. Les anti-scorbutiques
et l'eau de Saint-Pardoux, continués ensuite
pendant quelque temps, ont suffi pour détruire
le vice scorbutique et opérer la cure radicale.
Les femmes chez qui l'écoulement périodique
cesse de l'être, celles dont la poitrine s'embar-
rasse, les hommes sujets à des hémorrhoïdes qui
ne fluent pas ou qui ont cessé de fluer prennent

toujours ces eaux avec succès. Dans des gonorrhées simples, elles conviennent en boisson, et
je les administre en injections dans celles qui
sont anciennes et ne dépendent plus d'un relâ-
chement et d'une atonie locale. De toutes les
maladies, celles où on les emploie le plus souvent et où leur succès est le mieux constaté, ce
sont les hydropisies qui suivent les fièvres intermittentes. Leur boisson à haute dose provoque
alors des évacuations supér eures et inférieures ;
l'estomac, les intestins, les voies urinaires et la
peau deviennent autant de d'émonctoires, dout
la nature profite pour chasser le liquide retenu,
rétablir l'irritabilité, la contractilité, la tonicité,
rendre l'absorption égale à l'exhalation et com-
pléter la cure. Parmi mille observations, je choi-
sis la plus connue et la plus intéressante, quoique ancienne.

Observation 61. — M. de Ruzière, militaire
distingué, revenait de la guerre, couvert d'ho-
norables blessures cicatricées et avec une hydropisie générale, suite d'une fièvre intermittente,
précédée elle-même par une galle indiscrètement
répercutée. La médecine avait inutilement mis
en usage tous les secours ordinaires et la mort

paraissait devoir terminer des jours encore précieux.

Il arrive à Bourbon et consulte mon grand-père, M. Loyseau de Brys, docteur en médecine et intendant des eaux de Bourbon-l'Archambault, qui l'engage à boire des eaux de Saint-Pardoux et à s'exposer nu sur le sable aux rayons du soleil. Il suit ces conseils et boit jusqu'au point de vomir. Le cours de ses urines se augmente elles se chargent et déposent; son corps ruisselle, la peau se couvre d'écailles, l'épiderme se renouvelle, les forces anéanties renaissent et chaque jour amenant une amélioration nouvelle, M. de Ruzière eut oublié ses maux ; mais il s'est toujours rappelé avec reconnaissance la source salutaire qui les avait détruits (il est mort il y a trois ans (1801) âgé de 84 ans.

Veut-on d'autres exemples, qu'on interroge tous les habitants, tous les médecins de ce pays, chacun d'eux en a à citer ? En faut-il davantage pour inspirer la plus grande confiance?

Le docteur Daquin avait fait administrer avec succès la douche descendante des eaux d'Aix (département du Mont-Blanc) dans un cas d'ascite. Les observations précédentes m'ont fait réfléchir sur la sienne, et j'en ai conclu que, comme il

était nécessaire d'irriter la peau pour en ouvrir
les pores et en augmenter l'action pendant l'u-
sage de la boisson d'eau acidule ferrugineuse,
les douches des eaux thermales de Bourbon l'Archambault devaient parfaitement convenir. J'ai
donc imité la conduite de ce savant praticien
(voyez page 212), et l'événement a justifié mon
attente.

Ainsi les eaux de Soint-Pardoux méritent de
fixer l'attention des médecins, et ils doivent les
conseiller dans les maladies asthéniques, dans
les affections scrophuleuses , scorbutiques et
catharrales, dans les fièvres intermittentes, me-
nigo-gastriques et (andeno-meningées) .

Dans les accidents qui les suivent, comme
l'hydropisie, les obstructions , etc. , dans les
leuchorrées, les gonorrhées anciennes et non
virulentes, dans les vices de menstruation et
dans le flux hémorrhoïdaire supprimé ou re-
tardé.

Je crois que les personnes d'un tempérament
phelmatique ou mélancolique, et celles dont les
organes sont affaiblis par des jouissances im-
modérées, devraient faire de ces eaux leur boisson habituelle.

Puisse-t-on les apprécier et sentir combien

elles augmentent, ainsi que l'eau ferrugineuse saline de la fontaine de Jonas, les avantages qu'offre *l'établissement thermal de Bourbon l'Archambault.*

Pour copie conforme au livre imprimé, inscrit au Catalogue supplémentaire de la Bibliothèque publique de la ville de Moulins (Allier), sous le n° 533 bis.

Le bibliothécaire-Archiviste de Moulins,

CONNY.

M. Faye, fils du précédent, intendant des eaux de Bourbon, constate, dans une foule d'observations, que les eaux de Saint-Pardoux sont d'un grand secours pour les malades de Bourbon qui la boivent transportée pendant leur saison. « On les exporté aisément, dit-il, elles se conservent si bien que j'en ai envoyé en Allemagne, en Italie et en Pologne, où on la buvait avec plaisir et succès; aussi remplaceront-elles un jour en France les eaux de Seltz. »

M. Régnault, dans le précis descriptif et pratique sur les eaux minérales de Bourbon s'exprime ainsi :

« Les eaux de St Pardoux, prises en boisson,
« par leurs qualités stimulantes, toniques et
« rafraîchissantes, conviennent dans toutes les
« maladies où le sang est appauvri comme les
« pâles couleurs, les convalescences, les fièvres
« lentes, les engorgements du foie et de la rate
« dans la bouffissure, l'hydropisie, la scrofule,
« les maux d'estomac, les digestions lentes et
« pénibles, la gravelle et les rétentions d'urine,
« etc.

Elles remplacent avec avantage les eaux ana-
logues de Pougues et de Bussang et dans beaucoup de cas celles de Vichy. « J'ai remarqué,
« dit-il, que pour guérir ces maladies, elles agis-
« saient bien en les prenant le matin à jeun, à
« la dose de deux à trois verres. Beaucoup de
« personnes, pour conserver leur santé en font
« journellement leur eau de table favorite, en
« raison du goût agréable qu'elle communique
« au vin avec lequel on la mêle heureusement
« sans jamais le décomposer comme le fait l'eau
« de Vichy. »

Avec les vins inférieurs, elle corrige l'âcreté
et en neutralise les principes malfaisants ; elle
elle ne trompe pas la soif, elle la calme.

M. le docteur Grellois, médecin principal et

secrétaire, du conseil de santé des armées, en a fait aussi l'éloge dans ses études faites pendant l'été 1858.

Propriétés physiques des Eaux de Saint-Pardoux.

Leur température ne varie pas, elle est de 12° centigrades, c'est-à-dire inférieure à celle de l'atmosphère pendant la saison des eaux.

Voici l'analyse la plus récente de M. Ossian Henry :

100 grammes ont donné de substances fixes 0,1841, qui se décompose ainsi :

Bi carbonate de chaux . . . . Bi-carbonate de magnésie	} 0,0287
Bi-carbonate de soude	0,0254
Sulfate de soude et de chaux	0,0100
Chlorure de sodium et de magnésium	0,0300
Silicate de chaux et d'alumine	0,0700
Oxyde de fer associé à une matière organique.	0,0200
Total	0,1841

Gaz acide carbonique, 1 vol. et 1⁄6°.

Par cette analyse, la composition de l'eau qui nous occupe n'est pas la même avec toutes les sources de Vichy, Hauterive, Cusset, et des puits que l'industrie a creusés ; elles ont toutes une température plus élevée que celle de Saint-Pardoux et toutes une saveur alcaline lixivielle qui est leur caractère dominant. Les dernières analyses des eaux de Vichy, puits Lardy, Hauterive, Cusset, indiquent les mêmes substances dans l'eau de toutes ces sources, dans celles qui sont thermales comme dans celles qui sont froides.

Le principe le plus abondant est le *bicarbonate de soude*, et c'est à ce sel qu'on attribue les principales propriétés de ces eaux.

Cette différence de goût, de température, qui minéralisent les eaux de Saint-Pardoux et celles de Vichy, explique la différence qui doit exister dans leurs propriétés médicinales, car où il n'y a pas identité de principes, il ne doit pas y avoir identité de résultats, et c'est à tort qu'on voudrait les remplacer les unes par les autres.

Les eaux de Saint-Pardoux, plus riches en gaz acide carbonique, contiennent, il est vrai, moins de bicarbonate de soude que celles de Vichy ; mais loin que ce soit un avantage pour ces dernières, je crois que c'est une raison pour préférer les eaux de Saint-Pardoux dans les maladies où les unes et les autres peuvent convenir. M. Bouchardat, en parlant de la soude dans son *Formulaire magistral*, s'exprime ainsi : « Les eaux de Vichy sont plus riches en alcali « qu'il n'est nécessaire, un gramme par litre « d'eau est suffisant. » Les sels auxquels on doit accorder une puissante action médicinale sont les carbonates de chaux et de magnésie, leur usage peut être prolongé sans jamais produire aucun des troubles que causent les sels débilitants de soude et de potasse, inconvénient signalé par M. Magendie.

Ces sels de chaux et de magnésie, employés de tout temps contre certaines affections chroniques de l'estomac et des intestins, dominent dans les eaux de Saint-Pardoux. Elles sont plus ferrugineuses que celles de Vichy, Cusset, Hauterive, dont les analyses de M. O. Henry n'en indiquent que des traces. C'est à la combinaison du fer et des phosphates avec l'acide carbonique, qué les eaux de Saint-Pardoux doivent leur supériorité d'action reconstituante sur celles de Vichy, dans toutes les maladies où les ferrugineux conviennent ; aussi les emploie-t-on avec beaucoup de succès chez les convalescents débilités par les fièvres, dans les pâles couleurs (chlorose), les fleurs blanches (leuchorée), dans le dérangement des règles, leur suppression, les métrorrhagies (pertes utérines) , pendant les convalescences des fièvres typhoïdes, et enfin, dans toutes les maladies où l'atonie prédomine et où le sang est plus ou moins dépourvu de son principe de coloration.

Il est évident, aux yeux de tous les médecins, qu'elles sont utiles dans toutes les irritations nerveuses de l'estomac et des intestins. Les eaux de Saint-Pardoux réchauffent et réconfortent ces organes, fortifient les fibres relâchées, ravivent l'appétit naturel , inconnu aux malades affectés de dyspepsie. Par la fraîcheur et la gentillesse de son principe gazeux, elle entretient, par sa tolérance parfaite, la force et la santé ; c'est l'aimable compagne des hommes d'études, des femmes sensibles et vaporeuses, de toutes personnes qui se livrent à la méditation et aux professions sédentaires.

Thérapeutique.

Certaines eaux minérales sont le remède le plus sûrement efficace que l'on puisse opposer à un grand nombre de maladies ; mais pour que les résultats répondent aux espérances du médecin et du patient, il faut que le choix repose sur la composition chimique des eaux minérales et sur une expérimentation consciencieuse.

Il en est des remèdes comme des aliments ; ceux qui nous font le plus de bien, sont ceux que notre estomac digère le mieux.

Ce sont des voix désintéressées qui depuis trois siècles, ont parlé élogieusement des eaux de St-Pardoux. Ce n'est pas l'enthousiasme, mais l'expérience, et l'autorité de praticiens qui ont sanctionné la médication essentiellement tonique, réparatrice et reconstituante de cette remarquable eau ferrugineuse, gazeuse alcaline.

Les Eaux de St-Pardoux conviennent dans toutes les affections caractérisées par un état de faiblesse, de langueur et d'atonie, parce qu'elles ont l'avantage de pouvoir être bues, sans précaution particulière, avant, après et pendant le repas.

La plupart des autres eaux ferrugineuses de Bussang, d'Orezza, de Spa constipent et sont souvent difficiles à digérer, parce qu'elles ne contiennent qu'une très-petite quantité de gaz acide carbonique.

Rien de semblable avec l'eau de St-Pardoux ;
elle agit en donnant un surcroît d'activité à
toutes les fonctions et dispose l'économie dans
des conditions les plus favorables à l'absorption
du fer, qui pénètre dans la circulation sans
fatigue pour l'estomac.

Les eaux de St-Pardoux sont uniques en France
par l'ensemble de leur composition chimique.
Cette eau, par sa richesse en gaz acide carbonique, par ses heureuses proportions de sels
alcoolins, de chlorure de sodium et de *fer à
haute dose*, est apéritive et digestive, par excellence.

En effet, quoi de plus reconstituant que ce
fer qui s'assimile au sang des constitutions affai-
blies. Le fer et le chlorure de sodium, agents
réparateurs absorbés par le sang, l'enrichissent ;
ils lui font perdre une partie de sa coagubilité ;
le sang se meut alors avec plus de liberté dans
ses canaux, et c'est par cette propriété que ces
eaux bienfaisantes sont souveraines dans tous
les engorgements des viscères.

Les propriétés dynamiques et stomachiques
de l'eau de St-Pardoux sont vraiment surpre-
nantes : le premier effet produit par la boisson
est une augmentation copieuse d'urine ; cette

excitation rhénale ne tarde pas à se calmer, c'est un phénomène utile dans certains cas, comme l'hydropisie, les fièvres lentes. Cette action diurétique est très-précieuse et infiniment préférable à celle que l'on s'efforce d'obtenir à l'aide des médicaments dits diurétiques.

Au bout de six à huit jours, quelquefois plustôt, commence une action apéritive et digestive qui va toujours croissant.

Mais ici, il est parfois nécessaire de procéder mécaniquement ; chez certains malades, les premières doses d'eau de St-Pardoux sont difficiles à digérer et déterminent de la pesanteur épigastrique ; il faut alors diminuer les doses. En les augmentant ensuite lentement, graduellement, l'accoutumance ne tarde pas à se produire et dès lors, en raison de sa fraîcheur, de son action stimulante et tonique, l'on peut boire impunément une grande quantité d'eau de St-Pardoux.

Comme l'a dit M. Faye (page 67) qu'on interroge tous les habitants, tous les médecins du pays, chacun a à citer bien des cas de guérisons.

Demandez aux malades de Bourbon, tant de

l'hôpital civil que de l'hôpital militaire, tous vous diront le bien que leur a produit l'eau froide de St-Pardoux, pendant leur saison aux bains de Bourbon.

Les éminents docteurs hydrologistes : Périer de Bourbon-l'Archambault, de Laurès à Néris, Durand-Fardel à Vichy, les ont toujours recommandées avec succès à leur clientelle.

CONCLUSION

Les nombreux services que cette eau minérale rend loin de la source sont irrécusables, car elle n'a pas été aidée par une reconnaissance irréfléchie des malades, puisque chez elle le séjour n'a pas lieu ni ne peut faire les frais de la guérison (1).

Devant des écrits sérieux d'une telle authenticité ; en présence de pareils hommes sérieux et capables, on se demande comment cette noto-

---

(1) La notoriété ne lui a jamais fait défaut. En général, c'est une preuve qu'on a toujours plus de confiance en une chose éprouvée par une longue expérience.

riété n'a pu contribuer davantage à faire apprécier au public, dans une zone plus étendue, les
bienfaits de la meilleure eau de France. La
raison en est que l'on n'a pas fait de publicité,
sans cela le mérite isolé était seul impuissant.
Dépourvues de chemin pour attirer la clientèle,
les eaux de Saint-Pardoux se sont vues forcées
de se confier en leur propre valeur, situées dans
un pays accidenté, éloignées des villes, privées
de toute bonne voie de communication. Il eut
fallu dès longtemps commencer par la publicité
pour faire connaître l'utilité des chemins. En
effet, les meilleures choses sont inutiles si le
public les ignore.

Les eaux les plus efficaces, les plus riches
manquent de visiteurs, végètent sans clientèle
si on néglige de rappeler leur existence.

L'abus de l'annonce et de la réclame est de-
venu maintenant l'ennemi de la vraie publicité,
le mal s'est trouvé à côté du bien. A l'aide de
cette publicité illusoire, on s'efforce de séduire
le public pour acquérir à une source une valeur
non méritée dans un temps où tout vieillit d'une
année à l'autre, en attribuant à des eaux efficaces dans certains cas, des propriétés exagérées
et mensongères.

La mode, l'engouement en ont à tort fait plus que la médecine.

La Providence semble avoir départi les eaux minérales à un grand nombre de localités déshéritées pour les dédommager. Ouvrant la carte de l'Allier, est-il possible, ô source bienfaisante ! que, faute de communication, tu sois encore cachée près de l'impénétrable forêt de Civrais, et qu'ainsi réfugiée tu nous dérobes les charmes de ta nymphe et de ton onde ?

Nous avons été injuste envers toi de ne pas t'embellir !

La nature, en nous fournissant ton précieux médicament qui sourde tout préparé du sein de la terre, ne t'a pas créée moins salutaire que tes sœurs plus en renom ; au contraire, comme une nourrice opulente, elle t'a grandiôsement prodigué ses trésors de sulfates et de phosphates de fer, et trop coupable, jusqu'ici nous t'avons méconnue en te laissant oublieuse et oubliée.

Que justice soit rendue à la naïade de Saint-Pardoux ! Qu'elle entre dans l'arène et déploie sa vieille bannière portant partout ses attributions de rajeunir, de corriger les mœurs et de consoler toujours. Qu'elle la plante à côté des fiers étendards de Pougues et de Vichy , et,

comme au moyen-âge, qu'elle dise bien loin :
« Saint-Pardoux ! Choisissez Saint-Pardoux,
« rompant des lances et proclamant ses mer-
« veilles, afin que sa bonne eau qui rajeunit et
« conserve la santé soit tour à tour choyée,
« fêtée, admise sur nos tables ! »

Saint-Pardoux, en prodiguant à notre géné-
ration ennuyeuse et ennuyée la joie, la belle
humeur et la santé, profitera à l'humanité, qui
lui saura gré de la résurrection de ses eaux.

Saint-Pardoux, par l'emploi de l'eau froide,
comme moyen curatif, pourra devenir le centre
d'où cette régénération sociale prendra son
essor.

Eau minérale ferrugineuse sulfureuse de La Trollière.

Cette source, qui appartient aussi à l'Etat,
offre de grandes analogies avec Saint-Pardoux,
dont une distance de 1,500 mètres environ la
sépare. Elle sort des marnes irrisées ; les parois
du bassin qui renferme cette eau minérale sont
garnis de conferves et d'un dépôt noirâtre. Dans
la limpidité de la masse, on aperçoit sortir du

fond de l'eau de grosses bulles qui montent à chaque instant et éclatent avec bruit à la surface ; elles rendent une odeur d'œuf pourri.

L'eau de la Trollière est utile dans de graves maladies, par suite de la sulfuration de cette eau qui maintenant est un fait prouvé. Un débat a eu lieu à ce sujet entre plusieurs médecins hydrologistes. On constate dans cette eau une odeur sulfureuse prononcée, un goût marqué d'œuf pourri qui caractérise le gaz hydrogène sulfuré. M. Régnault a écrit la phrase suivante, à laquelle MM. Caillat, Bolu, Perrier ont donné leur entière approbation :

« L'état sulfureux de La Trollière semble
« dépendre de réactions opérées entre les sul-
« fates et quelques matières organiques, débris
« de conferves ; il est dû aussi à ce que l'acide
« carbonique, en grand excès, déplace sans
« cesse le gaz sulfhydrique et en rend l'odeur
« manifeste ; mais quelle que soit l'origine de ce
« gaz, sa présence n'en est pas moins du plus
« grand intérêt pour la thérapeutique. »

Expédition des eaux sous-le contrôle de l'Etat, tarif fixé par S. Exc. M. le Ministre de l'agriculture, du commerce et des travaux publics.

Prix, à la source, 50 centimes la bouteille, verre et emballage compris.

Adresser les demandes à M. BERGER, concessionnaire des eaux, à Saint-Pardoux, par Cérilly (Allier).

Question Locale.

Bon nombre des cures de l'eau de St-Pardoux sont de véritables résurrections.

L'influence de l'eau froide en boisson a été reconnue par tous les peuples.

*
* *

Les anciens puisaient une partie de leur santé et de leur virilité dans les applications froides dont ils faisaient un fréquent usage.

*
* *

L'efficacité prompte, constante des eaux de Saint-Pardoux dans les fièvres intermittentes, dans l'hydropisie est un fait qui n'est pas contesté.

*
* *

L'eau médicinale de St-Pardoux est la boisson de table par excellence.

Appuyé sur l'opinion publique, qui est géné-ralement l'expression de la vérité ; au nom de l'hygiène générale, qui ne refusera pas à Saint-Pardoux et à la Trollière le rang que leurs pro-priétés leur assignent ;

Il faut pouvoir arriver à ces charmantes sources ;

Il faut une route pour aller chercher les ser-vices de ces gracieuses souveraines.

De nombreux villages, situés dans cette partie de la commune de Theneuille, où se trouvent des moulins, des carrières, des tuileries et trois cantons de la forêt de Civrais, témoignent de son importance.

Nous demandons qu'unis aux intérêts de ces habitants et à ceux du public comme aux siens propres, la municipalité de Theneuille ne soit pas indifférente dans cette urgente question de chemin, où sont engagés de nombreux intérêts.

Nous espérons, au nom des personnes que leurs affaires appellent dans ce pays, que les routes seront bientôt conduites à bonne fin; et que les étrangers et les malades qui sont obligés d'avoir recours aux eaux ferrugineuses de Saint Pardoux et sulfureuses de la Trollière, n'auront plus à se plaindre (comme ils l'ont fait amèrement) du mauvais état des chemins, par suite de l'indifférence de la commune de Theneuille.

Si nous arrivons à ce but de résurrection, c'est grâce à la bienveillante initiative de l'administration préfectorale, à qui nous devons une belle route, ornement du pays, qui conduit de Cérilly à Saint-Pardoux. En témoignant nos remerciements à la municipalité cantonale, nous désirerions que cette voie fût bientôt prolongée jusqu'à Saint-Plaisir pour relier Bourbon ; l'opinion publique, malades et bien portants lui sauront bon gré d'accorder satisfaction aux intérêts généraux du pays.

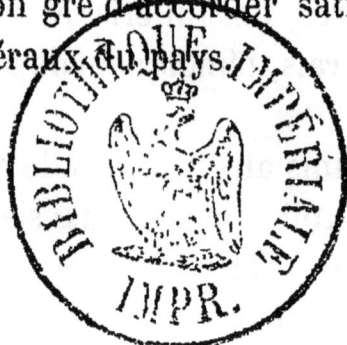